「いい人」をやめるだけで免疫力が上がる！

藤田紘一郎

青春新書
INTELLIGENCE

はじめに

「いい人」はなぜ、病気に弱いのか

日本は、世界一の長寿国ですが、病気大国でもあります。

日本人の2人に1人ががんになり、3人に1人ががんで命を落としています。

2人に1人がなんらかのアレルギー疾患を持ち、5人に1人がスギ花粉症に悩まされています。

65歳以上の4人に1人が認知症とその予備軍に入ると発表もされました。

毎年、約13万人が脳卒中で死に、現在の闘病者はその10倍にもなります。

冬になればノロウイルスが大流行し、小学校ではインフルエンザによって学級閉鎖が続出します。

昨夏はデング熱で大騒ぎし、今はエボラ出血熱がいつ国内に入ってくるのか社会がおびえている状況です。

私たちは世界一の長寿国に住みながら、いつも病気の影におびえ、闘病を強いられています。健康に人一倍高い関心を持っても、病気を避けられない人ばかりです。

いったい、なぜなのでしょうか。

日本人が病気をさける力が弱いのは、日本人の9割が「いい人」だからだと私は考えています。「いい人」は病気を招きやすいのです。昔から「いい人ほど早死にしやすい」といいますが、これは本当だと思います。

「いい人」とは、「NO」といえない人のことです。他者を信じ、他者との人間関係を大切にする人のことです。情報を吟味することなく信じてしまう人のことです。よいいい方をすれば協調性があって親切なのですが、不安を感じやすく、ストレスをため込みやすい性格ともいえるでしょう。

「いい人」の考え方、生き方は、それだけで免疫力を落とす作用があるのです。

私は、免疫学を研究する医者です。一昔前、「免疫」という言葉を一般の方々に向かってお話しするときには、「病気から体を守る生命メカニズム」などと、必ず注釈を入れなければなりませんでした。

ところが今、免疫という言葉を知らない人はほとんどいません。小学生でも知っているくらいです。小学校の保健便りには、「免疫力を高めるために、栄養のあるものを食べて、早寝早起きをしましょう」と書かれていると聞きます。

けれどもみなさんは、免疫という生命メカニズムの真実をどのくらい知っているでしょうか。免疫は、風邪などの感染症だけでなく、がんやアレルギー、認知症、生活習慣病などあらゆる病気を防ぎ、快復に向かわせる体内システムのことです。たとえ病気に罹患《りかん》してしまったとしても、免疫力がうまく働けば、症状はやがて改善していきます。

また、みなさんがとても気にされている「老い」。この「老い」のスピードを遅らせ、細胞レベルからの若返りを図る作用も、免疫力は持っています。

すなわち、免疫力とは、大病を遠ざけ、ハツラツとした人生を死ぬときまで謳歌するためのパワーの源といえるでしょう。

この免疫力、自分の生き方しだいで、強くもなれば、弱くもなります。決して、生まれついた能力ではありません。免疫力は、自分の力で鍛えることができるのです。

免疫力は、その人の考え方や生き方に大きな影響を受けます。とくに免疫力を落としやすいのは、「いい人」の生き方です。つまり、免疫力を高めるための方法はとても簡単。あなたが今このときから「いい人」をやめればよいのです。

「いい人」は、ある一定の考え方を持っています。本書ではそのことを中心に「法則」と題して、免疫力を高める方法を約80の項目にまとめました。「いい人」が陥りがちな「法則」を見直していけば、免疫力は自ずと高まるはずです。

「いい人」をやめれば、免疫力が強化され、大病を遠ざける体が築かれます。幸福度が高まり、自分で人生を切り開いていく強さも身につくでしょう。本書を読み終えたとき、あなたの免疫力に大きな変革がもたらされていることを願っています。

2015年1月

藤田紘一郎

目次

第2章 「いい人」は、ストレスをため込みやすい

第3章 「いい人ほど、がんになりやすい」は本当か？

第4章 「いい人」をやめれば、やせられる

第5章 「いい人」をやめると、おなかから健康になる

第6章 他人でなく、自分にとって「いい人」になる習慣

編集協力……高田幸絵
駿企画
本文デザイン・DTP……オレンジバード

第1章

日本人の9割は「いい人」

法則 1

「いい人」は「お先に失礼します」といえない

「いい人」は、「あなたっていい人よね」といわれることが好きではありません。「オレって、悪いヤツだからさ」と強がって見せたりします。でも、心のどこかではわかっています。「自分はいい人すぎるんじゃないか」と。

私は、「いい人」であることはすてきなことだと思っています。協調性があります。人を気づかえる優しさがあります。自分より他者を大事にできる心を持っています。向上心の高いがんばり屋もたくさんいます。しかし、世間では「いい人」をよい意味ではつかいません。だから、「いい人」は自分を「いい人だ」と名乗りにくくなっているのでしょう。

もし、あなたが「いい人」だとするならば、世間一般の評価を気にして、恥じることなどないのです。堂々と「いい人」を貫けばいい。ただ、**免疫学的に見ると、「いい人」は自分の思考のあり方を理解しておかなければ、それだけで免疫力を30％も落とす**ことになります。病気を遠ざけて生きるには、このことだけは認識しておかなければいけません。

だいぶ前に曽野綾子さんが『「いい人」をやめると楽になる』という本をまとめられ、大ベストセラーになったことがありました。曽野さんはまえがきで「いい人をやっていると疲れる。自分がかなり狡《ずる》くてよくない人間だと自覚すると、生きるのが楽になる」というようなことを書かれています。「いい人」が疲れるのは、自分の心と行動がちぐはぐになっているからです。心の中と行動が一致しないとき、人は思っている以上のストレスを負います。そして、免疫を低下させる最大のリスク因子は、このストレスなのです。

あなたが免疫力を落としやすい思考の持ち主かどうかは、簡単に調べられます。

「お先に失礼します」の一言を、いかなる場面においても、自分の素直な心にしたがっていうことができますか？　「いい人」は、協調性を大事にします。心の中では「早く帰りたい」と思っているのに、自分だけその場から立ち去ってしまうことに気が引けてしまうのです。「いい人」が免疫力を落としやすい思考は、ここにこそあります。

免疫力UP

「いい人」は免疫力を落としやすいことを知る

法則2 「いい人」は疲れやすい

「お先に失礼します」

といえないい心理が、どのくらい免疫力を落としてしまうのか、私は自分の体を使って実験したことがあります。嫌いな人とお酒を飲みに行き、自分の免疫細胞の活性がどのくらい落ちるのか、測定してみたのです。

彼は、ドケチな男です。明太子を肴に、日本酒をちびりちびりと飲みながら、つまらないことをグチグチと語り続けます。そんな、私にとってはどうでもいい話も、彼にとっては深刻な悩みなのだということはわかります。仕事や家庭において、いかに自分ががんばっているかを自慢しつつ、そのことをみんなわからないのだから大馬鹿者だと、周囲をなじっていました。人間関係がうまくいかずに悩むのですから、彼も相当に「いい人」なのでしょう。狡賢い人であれば、「人は人。自分は自分」と自他を切り離して考えられるので、うまくいかない人間関係にそこまで悩むことはありません。反対に「いい人」は、人に嫌われ、悪口をいわれるのを恐れるあまり、「NO」と断ることができず、また「お先に失礼します」の一言もいえないのです。

私も実験のために、このときは「いい人」に徹しました。「うん、うん」と相づちを打ち、「あなたは間違っていないよ」とたまに励まします。そうすると、「先生だけですよ。そんなに優しいことをいってくれるのは」と喜び、「藤田先生がぼくなんかと飲んでくれるとは思わなかったなあ」と連呼していました。

「じゃあ、私はそろそろ失礼するね」

私はこの一言を飲み込み続けました。実験結果は私の予想を上回るものでした。このときは**免疫細胞の中でとくに大事なNK（ナチュラルキラー）細胞の活性が、50％も落ちていた**のです。**免疫力の最大の敵はストレス**です。正直に生きられない心はストレスという、免疫力にとって最悪の〝凶器〟を生み出すことを、この実験は教えてくれたのでした。

免疫力UP 陰口は〝叩かれるもの〟だと開き直る

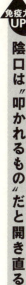

法則3

「いい人」はものもストレスもため込みやすい

ものをどんどんため込んでしまう人がいます。「まだ使えるからもったいない」と家の中をものだらけにし、「いずれ必要になるかもしれない」とデスクの上を資料で山積みにしてしまう。ものだけでなく、不要な人間関係も抱え込んでニッチもサッチもいかなくなったり、「もったいないから食べちゃおう」と体の中に脂肪までたくわえてしまっている「いい人」たちです。

「もったいない」「ものを大事にする」という精神は、日本人の一つの美徳です。環境分野で初のノーベル平和賞に輝いた、ケニア人女性の故ワンガリ・マータイさんが、日本語の「もったいない」には地球資源に対する尊敬の念が込められていると賞賛したことで、「もったいない」の言葉は世界に知られることになりました。

今の自分に本当に欠かせないものを「もったいない」と残しておくのは大切なことです。しかし、「いい人」はえてして、必要ないものまで捨てるに捨てられず、「NO」をいうにいえずに、いつのまにか多くのものやしがらみをため込んでしまうのです。

そもそも、あふれんばかりのものに囲まれて生きるのは、それだけでストレスです。ものは、自分の欲深いところにたまっていきます。仕事、お金、外見、人間関係、食など、執着がものをため込ませます。あふれかえるものたちは、自分の執着の化身《けしん》です。執着は、心にストレスをため込ませ、イライラさせ、不安をつのらせ、免疫力を低下させてしまいます。

ため込みやすいストレスから解放されるには、執着をいったん断ち切ることです。「断捨離」という言葉が流行しましたが、ストレスから解放されるには、不要なものを捨てる勇気が大事です。同時に、ものを気軽に購入しない勇気も持ちましょう。ものが手に入ったときの快楽は一瞬ですが、あふれかえったものに振り回されるストレスは、それを捨てない限りずっと続くのです。

免疫力UP

「捨てる」「買わない」勇気を持つ

法則4「いい人」は健康番組や情報番組が大好き

テレビの健康番組で「これが○○に効く！」と紹介されると、商品がスーパーの陳列棚から消えることが珍しくなくなりました。健康番組を好むのは、健康志向の高い人たちです。健康志向の高い、いい生活をしている人たちが、健康を崩しやすいということが起こってきています。健康志向が高いゆえに多くの情報を仕入れ、それに振り回されて、かえって免疫力を落としてしまっているのです。

私のところにも、ときどき、テレビの出演依頼がきます。私はテレビが好きではないので、ほとんどお断りしています。私のコメントを製作者側の都合のいいように編集して、ひどいときにはこちらが伝えたいことと違うように放送してしまうことが、あたりまえのように起こるからです。

それでも「この番組ならば、私が伝えたい大事なことをきちんと放送してくれるかな」と思うときには、出演依頼を受けることもあります。先日、私はかねてから抱いていたテレビ番組に対する疑問を、ディレクターの男性にぶつけてみました。

「今のテレビ番組はおもしろくないですよね。〝テレビ時代の終焉〟ともいわれている世の中にあって、なぜ、わざわざ自分の首をしめるような番組ばかりつくっているのですか?」

最近のテレビ番組は、どのチャンネルを回しても「金太郎アメ」のように代わり映えのないものばかりです。お笑い芸人やタレントがひな壇に並べられて、ワーワーガーガーいいあっているクイズ番組や情報番組がいい例でしょう。テレビは、人の生命を左右する「健康」さえ、バラエティにしてしまっています。

「番組の質が低下しているのは十分にわかっています。**日本人の9割は『いい人』なので、**その人たちに向けて番組をつくっています。単純な内容の番組を喜んでくれるような『いい人』は、**コマーシャルによく反応してくれる**ので、効率が上がるのです」

今やテレビ番組は、「いい人」とコマーシャルのためにつくられているというわけです。

免疫力UP 健康情報を鵜呑みにしない

法則 5 「いい人」はハンドソープで手を洗う

「殺菌剤や消臭剤、芳香剤は、免疫力を下げるので、使ってはいけない」

そういい続けてきた私のもとには、洗剤や消臭剤、芳香剤、化粧品などのメーカーがスポンサーになっている番組からは声がかかりません。以前、お昼のトーク番組に呼ばれたことがありました。しかし、こちらの返事をする間もなくキャンセルの連絡が入りました。

「藤田紘一郎がゲストならば、スポンサーをおりる」

と、メーカーがいってきたそうです。こんなことはめずらしくはないので、驚きもしません。メーカー側から直接苦情が寄せられることも多いからです。**「人間は身の回りの細菌などと仲よくしていないと、免疫力が下がって、病気をしやすくなる」**と主張する私の声は、彼らにとって営業妨害になるからです。

テレビ局は「いい人」に向けて番組をつくっていることはお話ししました。テレビ局の上層部の人間は、「頭のいい人」ばかりですが、「いい人」ではありません。自分たちの損得を抜きにして、視聴者の健康を本当に考えたら、コマーシャルの大半を流せなくなります。なぜなら、薬用石鹸もボディソープもシャンプーも洗剤も消臭剤も芳香剤も食品添加物たっぷりの加工食品や菓子類も、人間の免疫力を落とさせるものだからです。

しかし、「いい人」は素直で優しく純粋です。情報社会の〝権威〟ともいえるテレビ局が流す情報を疑うことなく、商品を買っている人たちは、まさに「いい人」の典型です。

ここで、あなたの「いい人度診断」をしてみましょう。ふだんの手洗いに何を使いますか？　ハンドソープの愛用者は「いい人度」１００％、固形石鹸ならば50％、流水だけならば０％。詳しいことは順々にお話ししますが、免疫力を高めるには、ふだんから薬用石鹸を使ってはいけません。それなのに「いい人」はハンドソープを愛用します。なぜでしょうか？　風邪の季節、テレビの情報番組では手洗いの重要性を説き、コマーシャルにて商品の購入へ視聴者を誘導し、「いい人」はそれに簡単に反応してしまうからです。

免疫力UP

ふだんの手洗いに薬用石鹸は使わない

法則 6

長生きする人は、「チョイ悪」をおなかに持っている

２０１４年、75歳以上の日本人は８人に１人になりました。私も晴れて75歳以上の仲間入りをはたしました。でも、テレビ局は、国民の８分の１も占める私たちが本当に見たい番組をつくってくれません。彼らにとっての「いい人」ではないからでしょう。

今の75歳以上の人は、総じて免疫力が高いといわれています。体が丈夫で、健康寿命の長い人が多いのです。「いい人」でないから、免疫力が強いのかな……。

そもそも、私たち世代の免疫力が強いのは、「ほどよく不潔な幼少期」を過ごしてきたからです。戦中戦後の食糧難の時代、いつもおなかを空かせていた子どもたちのおやつは、野山にありました。カエルやイナゴ、タニシ、ドジョウ、ナマズなどの小動物を捕まえては、仲間と火をおこして食べました。シメジなどのキノコ類や野イチゴ、スカンポなど野生の実や草も食べました。いちいち水洗いなどしません。手洗いもしません。そうやって土壌菌のたっぷりついたものを日々口にすることで、丈夫な免疫力を築いてきたのです。

私たちの**免疫力は、身の回りに雑多な菌がいて、毎日「チョイ悪菌」を口から飲み込むことによって鍛える**ことができます。私たち人類は、地球上に誕生した約700万年前から、ずっとそうやって免疫力を高めてきたのです。

人類にとって最大の脅威は、感染症でした。医療のなかった時代、毒性の強いウイルスや細菌などによる感染は、死を意味しました。そこで、人は食べ物と一緒に身の回りの雑菌を腸に入れて免疫機能を日々稼働させておき、強毒性の病原体の攻撃に備えていたのです。ところが、現代では自分の免疫の稼働力をわざわざ弱めることをやっています。身の回りの菌を薬用石鹸や洗剤で排除して、チョイ悪菌が口に入らないようにしているのです。

私たち世代は、身の回りの微生物とおおらかに接することこそ、体を丈夫にしてくれることを体験的に知っています。だから、頭から手足の先まで、昔ながらの固形石鹸が1個あれば十分なのです。だから、私たちは見たい番組をつくってもらえないのですね。

免疫力UP 身の回りの菌を排除してはいけない

法則7 「いい人」は企業に利用されやすい

2009年に新型インフルエンザが世界的な大流行を見せ、「パンデミック(世界流行)」との言葉が広く認知されたのは、記憶に新しいところです。このインフルエンザウイルスが初めて発見されたのは、メキシコでした。流行初期、メキシコにおける感染死亡率が非常に高いことが報道され、世界が震撼したのです。

新型インフルエンザはまたたくまに日本にもやってきました。ほとんどの人がマスクをし、外出をなるべく控え、手や周辺のものを一生懸命にアルコール消毒しました。その様子や今後の流行予測などは連日メディアで取り上げられました。

私たちはウイルスに命を奪われるのではないかと、どうしようもない不安にかられました。そのとき、私たちは何をしたでしょうか。ウイルスや細菌のすべてを恐怖の対象とし、良いものも悪いものも一緒にして、徹底して消毒し追放しようとしたのです。

「いい人」の多い日本人は、もともと免疫力の弱い状態にありました。薬用石鹸を愛用し、食材がふれるすべてのものを消毒し、家の中だけでなく自分の体にまで除菌作用のあるスプレーを吹きかけるような「いい生活」は、生物としての生きる力をそいでしまいます。チョイ悪菌が体内に入ってこなくなるので、免疫力が働かなくなってしまうのです。

新型インフルエンザは「いい人」たちのあやまった「超清潔志向」に拍車をかけました。ウイルスを敵視する映像を何度も見せられることによって「ウイルスや細菌に対する恐怖心」が植えつけられたのです。このとき人々がすがったのは、メディアも一緒になってさかんに宣伝する、ウイルスや細菌を退治する消毒剤、殺菌剤、抗菌グッズの類でした。

「いい人」の清潔志向は、後天的に脳が学習した恐怖心から生まれたものです。企業はそれを商品のマーケティングに利用し、「いい人」の純粋な心をつかんでいるのです。

新型インフルエンザの致死率は、季節性インフルエンザ並みかそれ以下と報告されています。亡くなった方はぜんそくや糖尿病など持病のある人がほとんどだったのです。

メディアやコマーシャルに踊らされない

法則 8

感染症が流行ると、「いい人」は対策グッズに走る

２０１４年の夏、メディアはこぞってデング熱の恐怖心をあおりました。デングウイルスは蚊が媒介します。このとき、虫除けグッズが薬局やコンビニから消えました。

私がこの原稿を書いている最中、新聞や報道番組ではしきりにエボラ出血熱についてのニュースを繰り返しています。エボラウイルスは、アルコールや石鹸で死ぬことが伝えられ、手洗いやうがい、除菌行動の重要性が訴えられています。なかには、トイレの便座もアルコール除菌するべきだといっている人もいました。

エボラ出血熱は、人類がこれまで体験した中でもっとも恐ろしい感染症です。これは確かなことです。ペストや天然痘など、過去にも恐ろしい病気はたくさんありました。しかし、エボラ出血熱ほど致死率の高い感染症はないでしょう。世界各国は今、水際対策を必死になって行っています。ウイルスを国内に入れないことは大事です。しかし、それを１００％完璧に行えるものではないことも、私たちは気づいています。

だからこそ、大事なことがあるのです。私たちが今やるべきことは、薬用石鹸での手洗いを徹底し、殺菌剤や除菌剤の類を買い占めることではありません。むしろ、万が一に備えてそれを一度手放すことです。人類は、感染症と闘うたびに免疫力を鍛え、生き抜いてきた生物です。人間の体は、生まれながらに病原体と闘う力を備えています。それこそが「免疫力」です。免疫システムは、多種多様な免疫細胞と組織、分泌物によって構成されています。体内に病原体が入ってきたことを感知すると、総動員でこれを退治に動きます。そうして病原体との闘いに勝利するたびに、結束力を高めているのです。

ところが、平常時にまで身の回りの菌を排除するようないい生活では、免疫システムは結束力を高める訓練を十分につめません。それでは、エボラ出血熱のような毒性の強いウイルスに体がさらされたとき、免疫力は太刀打ちできないのです。**薬用石鹸や消毒剤などは、緊急時にのみ使う**ものです。そのことを忘れないでください。

免疫力UP

平常時と緊急時を使い分ける

法則 9 「いい人」は不安をあおられやすい

私たち日本人が築き上げた文明社会は、便利で快適で超清潔な社会です。世界でも有数の恵まれた、いい環境に住む私たちですが、心の中にはいつも漠然とした不安があります。不安は、ときとして私たちに間違った行動を起こさせる強い原動力にもなってしまいます。

なぜ、私たちの心は不安を感じるのでしょうか。不安の実体はどこにあるのでしょう。

不安は、生物が生命の危機を感じる際の恐怖から生じる感情です。人間は、コミュニケーションの道具として言語を使う唯一の生物です。文明社会では常時たくさんの情報が入ってきます。そこには、健康や幸福な生活をおびやかすものについての情報があふれています。新聞や週刊誌、テレビの報道番組のネタはいつも「不安」です。不幸な未来をシミュレーションさせ、リスクを回避する方法を示せば情報やものが売れるからです。

そうした情報に脳が単純に反応してしまえば、不安は際限なく、死ぬまで続いていくことになります。つまり、現代に住む私たちの不安は、マスコミなど外部の情報が脳に植え込んだ「恐怖から生まれる不安」であり、人為的に生み出されるものです。すなわち、不安には実体がないのです。あえて定義をするならば、不安とは明確な対象を持たない「恐怖」のことであり、その恐怖を自己が対処できないときに発生する感情の一種といえます。

ところが、恐怖は人を動かすもっとも強力な方法となります。恐怖は政治家より、経済界の有力者たちの政策より、ずっと強く人の心を動かすのです。社会学者のバリー・グラスナーは「恐怖をあおることで、政治家は有権者に自分を売り込み、テレビやニュース、雑誌は視聴者や読者に自分を売り込み、権利擁護団体は入会を勧誘し、ヤブ医者は治療を、弁護士は集団訴訟を、企業は商品を売り込む」と語っています。

「いい人」ほど、多くを買ったりため込んだりします。人為的に刷り込まれた不安を、消費社会に利用されているためです。これを避けるには、**「真に恐れるべき恐怖」と「恐れることのない、つくられた恐怖」を、一つひとつきちんと判断していくこと**が必要です。

免疫力UP

不安な気持ちには実体がないことを知る

法則10 「いい夫」は昼食をワンコインですます

私の友人は、地位も収入もそこそこあるのに、お昼はワンコインですませています。「たかだか昼飯に、1000円もかけるのはもったいない」と、安くて、手早く食べられ、満腹になる店をぐるぐるめぐっています。

彼はそんな昼食に満足しているようですが、たまに思い出したようにぼやきます。「オレはさ、毎日ワンコインですませているのに、妻はホテルで友達とランチをするんだよ。オレの涙ぐましい節約は、妻のランチ代に消えるのさ」

彼は本当に「いい人」です。不況下、こんな「いい夫」がどんどん増えています。思いあたる「いい夫」たちは注意しましょう。早死にしやすいからです。

ワンコインの昼食が体によくないのは、炭水化物と質の悪い油中心の食事になりがちだからです。山盛りのご飯と揚げ物、牛丼、脂ギトギトのラーメンなど、炭水化物と油脂がたっぷりの料理は、安価なうえ腹持ちがよく、「食べた!」という満足感を大きくします。

糖質も油脂も脳の大好物ゆえに、満足感も高くなるのです。

ところが、こうした食事は免疫力を下げます。免疫力を高めるには、腸を元気にすることが第一です。**腸は人体最大の免疫器官であり、免疫組織の約70％が腸に集まっています。**その大事な腸が、もっとも苦手とする栄養素が、炭水化物にたっぷり含まれる糖質と、質の悪い油脂です。いずれもとり過ぎれば腸内バランスを乱して腸の働きを悪化させ、消化作業を停滞させます。**ワンコインランチは、「脳は喜び、腸は困る食事」の典型**なのです。

しかも昼は腸の消化吸収力が高い時間帯です。免疫力の高い健康体を築くには、昼に何をどのように食べるかが大事。昼食は大好きな人と談笑しながらゆっくりと、野菜たっぷりの食事を楽しむこと。それが健康長寿の最大の秘訣です。ただ、「量より質で楽しく食べる」ことを意識すると、食事にお金がかかります。それでも長い目で見れば、質のよい食事にお金をかけることは、医療費もダイエット費も必要なくなり、安上がりなのです。

免疫力UP　腸が喜ぶ食事が、結局はフトコロにも体にも優しい

法則 11
「いい人」は人に上手にあわせられる

ここまで、免疫力を高める重要ポイントを三つお話ししました。一つは、他者にちょっとくらい狡いと思われても、自分の素直な心を認めて生きること。漠然とした不安に振り回されて殺菌・除菌作用のあるグッズをむやみに使わないこと。もう一つは、食事をおろそかにせず、腸によいものを選んで食べることです。

免疫力の向上に、もう一つ大事なことがあります。それは、「孤独を恐れない心を築くこと」です。「いい人」には協調性があり、周囲に自分を上手にあわせることができます。周りとの仲を乱すことが嫌いなので、和から外れるようなことをせず、人に親切なので、周りの人たちには「あの人は本当にいい人だ」とほめられます。

ただし、「いい人」の協調性は、裏を返せば、孤独を恐れる気持ちにつながります。「いい人」はここを自覚しておいてください。さびしがり屋なのです。日本人にさびしがり屋が多いのは、もともと農耕民族で「群れ」で生活してきたことと関係しているのでしょう。

野生の世界では群れから孤立すること、幼な子が親から離れることは大変な危険がともないます。孤独を恐れる習性は、かつて大自然で生きてきた人類の遺伝子にも100%インプットされています。加えて、古い時代から「村社会」を形成してきた日本人にとって「村八分」は強烈な恐怖であり、孤独を極端に恐れながら命をつないできたのです。

しかし、よく考えてみてください。「群れていたほうが安全」というのは、現代社会に暮らす私たちには、関係のないことです。今の生活では、群れから離れたからといって食料を得られなくなったり、外部から襲われたりという危険はありません。むしろ、大衆に流されずにいたほうが、自分らしく生きられる一面もあります。

孤独を恐れる不安感は、遺伝子にインプットされた、一種の痛みとして脳が感じさせている感情です。この**「孤独への不安」は、現代社会では実体のない、脳がつくりあげた幻想**です。恐れる必要のない感情だったのです。

免疫力UP

「孤独」より「流される」ことを恐れる

法則 12

「いい人」は一人ぼっちになりたくない

実体のない幻想に振り回されてストレスを増大させ、免疫力を著しく落としてしまっているのだとしたら、こんなに無駄なことはないでしょう。

しかし現実には、多くの人が孤独に悩んでいます。メールの返信がないと不安になったり、不機嫌になったりする人がいます。孤独を恐れる気持ちを表す新語も生まれています。「キョロボッチ」とは、慣れない場所で知っている人がいないかキョロキョロする一人ぼっちのことで、「クリボッチ」とはクリスマスを一人で過ごす人のことです。ランチ仲間がいないのを恥じて、トイレでおにぎりを食べる人もいるというのですから、驚きです。

こんなことをお話ししている私ですが、若いころには、人との調和を大事にする「いい人」だったこともありました。東京大学の伝染病研究所に入所したときにも主任教授にとても気をつかい、よく思われようと努力していました。教授が教授室に残っていれば、用もないのに実験しているふりをして実験室に居残っていました。「一人ぼっち」になるのが怖かった私は、上司を差し置いて「お先に失礼します」とはいえなかったのです。

私を変えたのは、20代後半、インドネシアのカリマンタン島で過ごした半年間の経験です。木材の輸入のために現地で働く日本人駐在員の健康管理をするため、私は嘱託医として現地の診療所で働きました。カリマンタン島での生活はとても原始的なものでしたが、現地の人々はその日暮らしに不安など抱かず、素朴な人生に目を輝かせていました。

半年後、人生観をすっかり変えて東大の研究室に帰った私は、教授がいようといまいと、用があるときだけ研究室にいて、実験が早く終われば好きなときに帰宅するようになりました。インドネシア仕込みの自分流を貫く生活やふるまいのせいで、いつのまにか研究室では浮いた存在になっていました。教授からもすっかり嫌われました。

しかし、孤独を恐れなくなった私の心は、以前よりずっと軽やかでした。自分のやりたいことがはっきりとわかるようになり、人生が輝いて見えるようになったのです。

免疫力UP 孤独を恐れずに生きると、心が軽やかになる

法則 13

「いい人」は〝和〟を大事にする

「お先に失礼します」といえるようになってから、私はおもしろいことに気づきました。居残りをするメンバーと「お先に」と帰っていくメンバーは、いつも決まっているということです。

「お先に」組は少数派で、定時を過ぎたら消えてしまうので、残業組のかっこうのネタにされます。「あいつ、変わっているよな」という陰口ですめばよいほうで、「上司が残業しているのに下っ端《したっぱ》が帰るなんて非常識だ」と、私のように嫌われてしまう人もいます。

でも、「お先に」と帰っていく人は、自分がいない場所で自分が悪くいわれていても気にしません。自分を中心に物事を考えているので、他者の身勝手な陰口を「どうでもよい」と受け流せるしなやかさが心にあります。きちんと結果さえ出していれば、陰口をいうような人間は、表立って文句をいってこないものなのです。多くの「いい人」もそのことは知っているのだと思います。しかし、実行にうつすのは難しいようです。

「自分流を貫いて、みんなより早く帰ったりしたら、和を乱してしまうのでは」と、考える優しさを持っているからです。日本人は和を尊ぶ民族ですが、このときばかりは、その優しさはアダになります。免疫力を低下させ、心身に不調をもたらす元凶です。

なぜなら、**自分より他者を優先する心理は、ストレスを増大させる**からです。免疫の最大の敵はストレスです。免疫は、たくさんの細胞や組織が連携して生命を維持する一つのチームです。この「チーム免疫」のパトロール部隊が、NK（ナチュラルキラー）細胞です。NK細胞は体内をめぐり、がん細胞や風邪ウイルスなどの病原体を見つけたら即時に殺す働きを持ちます。NK細胞が正常に働いていれば、人は病気をしなくてすむのです。

ところが、NK細胞はストレスにとても弱いという困った性質を持っています。強い精神的ストレスを感じると、NK細胞の活性はわずか数分で6分の1も低下するとのデータもあります。こうなっては、がんや風邪だけでなく、あらゆる病気を防げなくなるのです。

免疫力UP

少しくらい和を乱しても問題は起きないことを知る

法則 14

「いい人」は「ありがとう」をよくいう

カリマンタン島の暮らしは、私が〝常識〟と思っていたことを打ち壊し、「病気を遠ざける考え方」を授けてくれました。その一つが「ありがとう」という言葉の考え方です。

日本人は「ありがとう」という言葉をとても大事にします。この言葉には言霊《ことだま》が宿るので、「ありがとう」といっていると幸運が引き寄せられる、と語る識者もたくさんいます。

心から嬉しいときに、「ありがとう」と感謝を相手に伝えることは、もちろん大事です。でも、幸運を引き寄せようと意図的に使う言葉ではないとも思います。日本語の「ありがとう」には「感謝する」という意味が込められます。**相手に感謝していないのに礼儀上「ありがとう」といえば、心にウソをつくことになり、ストレスがかさみます。**また、相手が「ありがとう」といってくれないと怒る人もいます。怒りは強烈なストレスとなります。

インドネシアでは、「ありがとう」を「テレマカシー」といいます。でも、意味はまるで違います。「感謝する」という意味は含まれません。「もらって当然」という意味です。

私はカリマンタン島で何度もドロボウに遭いました。インドネシアでは窃盗事件は日常茶飯事で、賄賂《わいろ》も横行しています。でも、インドネシア人はドロボウや賄賂をそんなに悪いこととは思っていません。ドロボウは、お金を持っている人から盗んで、貧しい人たちみんなと分けあうからです。賄賂で得たお金も独り占めにはしません。お金持ちはすでに自分が満たされているのだから、持っている人からもらってみんなで分けあうのは、「テレマカシー」と思っているのです。

インドネシアには「喜捨《きしゃ》」の精神が浸透しています。お金を持っている人が持たない人に「施《ほどこ》しをさせていただく」「喜んで捨てる」という考え方です。「自分がしたいから人に親切にする」という考え方です。この考えに立って行動していると、他者から感謝という見返りがなくても腹は立ちません。一方、他者と感謝の気持ちをやりとりする「ありがとう」は、思いが一方通行になったとき、けっこうストレスをともなう言葉となるのです。

免疫力UP 「ありがとう」の返事を期待しない

法則 15

「いい人」は詐欺にひっかかりやすい

警察庁の発表によれば、2013年度のオレオレ詐欺の被害総額は、約258億円以上にもなったそうです。私のところにも、オレオレ詐欺の電話が入ったことがあります。

「お宅のお孫さんが事故を起こしました」

「え〜っ！　大変だ。オレには孫がいないはずなのに！」

そう返事したら、ガチャンと電話を切られてしまいました。私は悪い人間なので、詐欺にはひっかかったことがありません。相手を信じやすい「いい人」ほど、詐欺にひっかかりやすくなります。私の弟子にも、3000万円をだまし取られた男がいます。

彼は医者です。詐欺に学歴は関係ないようです。詐欺師はみなりのしっかりした、紳士風の男でした。デパートの最上階の高級レストランで食事をごちそうになり、「私はこの店の実質的なオーナーなんですよ」と語ったそうです。そして、こう持ちかけました。

「実は、私はワインの横流しで大金を得ているんです。大丈夫、しっかりと運営しているので、警察に知られることはありません。もしも興味があるならば、試されてはいかがですか？　お金を少し出せば、倍になって戻ってきますよ」

弟子は詐欺師の物腰のやわらかさと醸《かも》し出すオーラにすっかり魅せられ、半信半疑ながら、10万円を差し出しました。するとすぐに20万円が戻ってきました。20万円出したら40万円になりました。そこですっかり相手を信じ込んでしまいました。

「藤田先生も貧乏しているんだから、やってみてください。すごいですよ！」

こうなると、「いずれ逃げられちゃうのだから、今のうちに手を引きなさい」と忠告する私の声は彼に届きません。200万円が戻ってきたときに、「もっとおいしい話があるから3000万円出しなさい」といわれ、差し出したところで、ドロン。結局、ワインの横流しが裏目になり、弟子は警察に泣きつくことさえできなかったのです。**「いい人」ほど、自分の欲や弱みをつかれたときに、相手を簡単に信じ込んでしまいます。**注意しましょう。

免疫力UP

「いい人」ほど自分の欲や弱みを自覚しておく

法則 16

「いい人」は「いい加減」を許せない

結局のところ、「いい人」とは、「いい加減」を許せない人ともいえるでしょう。まじめな完璧主義者が多いのです。「不正は許せない」「ウソは許せない」と生真面目に生きていると、自分がウソをつかれても、案外気づかないものなのです。

私は、気の合う人たちと2カ月に一度「健康の会」を開き、食事やカラオケを楽しんでいます。そのメンバーには、免疫学者として有名な安保徹・新潟大学名誉教授や、世界最高齢のテノール歌手でもある原田康夫・元広島大学学長、世界最高齢でエベレスト登頂を果たした三浦雄一郎さんもいます。

原田先生は、現在83歳ですが、マイクなしで「オー・ソレ・ミオ」を歌い上げてしまいます。その歌声のすばらしさは、何度聞いても感動の一言しかありません。原田先生は食べることが大好きで、体重が83キロにもなったことがあります。

三浦さんは肉をこよなく愛されていて、毎日300グラムものステーキを食べられるそうです。一緒に食事をするときにも、大きなステーキをペロリと平らげてしまわれます。

安保先生は、「もう自分はよい年齢だし、ストレスが一番よくないから、週の半分は働かない」と公言し、「藤田先生は働き過ぎだから、危ないよ」と気づかってくれます。

「生涯現役」を合い言葉に、第一線で活躍されている人は、妥協を許さず、自分に厳しく、日々努力されているように、外からは見られるものです。しかし、実際のところはみんな「いい加減」です。生き方も疲れがたまらないようにほどほどに手を抜き、食事制限や健康管理なども**「いい加減」**にやっている程度です。**そのくらいのほうが、「いざ」というときに大きなパワーを発揮できる**ものなのです。

また、「いい加減」に生きていると、人間関係も自ずとうまくいきます。自分が「いい加減」だから、他人が「いい加減」でも気になりません。誰かにイヤなことをいわれても、「いい加減」に流せばよいと思っているので、人間関係にストレスが生じないのです。

免疫力UP **「いい加減」なほうが、元気に生きられる**

法則17

「いい人」は結婚に二の足を踏む

今、50歳までに一度も結婚していない人の割合は、日本人男性が5人に1人、女性が10人に1人にもなるそうです。でも、彼らの8割以上は「結婚しない」と決めているわけではなく、「いずれするつもり」と思っているといいます。

私と仲良しの編集者も、部下に独身男性が増えていると実感しています。彼らに「なぜ、結婚しないの?」と尋ねれば、十中八九「結婚して、責任を背負い込むのがイヤ」と答えるといいます。「結婚はいずれしたいけれども、相手の人生を背負うのは重たい」と考えるとは、若い人たちにも「いい人」が多いのだなあと感じます。

「結婚したら相手を守らなければいけない」「家族を養わなければならない」「他の人を好きになってはいけない」と、結婚前からあれこれ考えて臆病になってしまうのは、まさに「いい人」の象徴です。「いい人」でない人は、「結婚すれば、相手と収入を合算できるし、家事もおおかたやってもらえるから楽になる」と思っています。「結婚しても適当に遊べばいいや」と思う人もいます。私もいろんな人を知っていますが、結婚したとたんに浮気をした人もいます。結婚前から愛人とつながっている人もいます。この「悪い人」は、どちらも女性でした。結婚にいい加減なのは男性ばかりかといえば、そうではないようです。

「結婚は男の墓場」とバカなことをいう男もいますが、結婚を必要としているのは男のほうです。免疫学的にいえば、**男は女性と一緒にいたほうが免疫力は高まり、寿命ものびます。**健康長寿には女性の支えが必要です。実際、パートナーに先立たれると、後を追うように死んでいくのは男ばかりです。40歳以上のバツイチ男は、寿命が10年も縮むとのデータもあります。反対に、女性の寿命は男の存在に影響されません。**女性はそばに男性がいなくても、免疫力は下がらず、むしろぐんぐん上がっていく**人が多いのです。

免疫学的にも、生物学的にも、結婚を必要としているのは男のほう。あれこれ先走って二の足を踏んでいては、よい未来を築けないばかりか、寿命を縮めてしまうだけです。

免疫力UP

あれこれ先走って心配しすぎない

「いい人」を
今日からやめる！3カ条

1

時には
「お先に失礼」してみる

2

健康情報には
疑いの目を持つ

3

「いい加減」を楽しむ

第2章

「いい人」は、ストレスをため込みやすい

法則 18 「いい人」には共通のストレスがある

「いい人」が免疫力を落とすのは、ストレスをため込みやすいからです。では、ストレスをため込みやすい「いい人」とは、具体的にどんな性格をしているのでしょうか。リストをつくって見ましたので、当てはまるものがないか、チェックしてみてください。10個以上チェックがついた人は正真正銘の「いい人」。免疫力の低下に要注意です。

□「がんばらなければ」が口ぐせになっている
□人に頼まれると「イヤ」と断れない
□周りの人が自分をどう思っているのか気になる
□自分の悪口をいわれたくない
□「気がきくね」「いい人だよね」とよくいわれる
□人前で自分の意見をいうのが苦手

□ふだんは温和だが、スイッチが入ると怒りを抑えられなくなる
□イライラや不安が強い
□ものを捨てるのが苦手。ものをため込む
□過去の失敗が今でも気にかかる
□人と自分を、つい比べてしまう
□他人に比べて、自分を「ダメだ」「たいしたことない」と思う
□人に迷惑をかけてはいけないと思う
□ストレスがたまると食べ過ぎてしまう
□下痢症・便秘症である
□熱が出ても仕事に行こうとする
□医師の指示には「従わなければ」と思う

免疫力UP

自分を知れば、改善点が見えてくる

法則19

「いい人」がストレスをため込みやすい本当の理由

人の生き方には二つのタイプがあると思います。

一つは、周囲にとらわれずに「自分流」を貫く人。

もう一つは、他人や社会にとって「いい人」である人。

人は社会的な動物であり、人とのつながりの中で生きていくものです。いずれの生き方もその前提に変わりはありませんが、社会や他者をどうとらえるかによって、ストレスの度合いはまるで違ってきます。あなたはどちらでしょうか。

免疫力を落としやすいのは、圧倒的に後者です。

前項のチェックリストをもう一度見てください。

「いい人」は、人の目や意見を気にする性格をしています。周囲から見れば、「自分にあわせてくれる、他者との摩擦を起こさない、いい人」と映るでしょう。そうした生き方は、楽でもあります。人に嫌われずにすみ、社会から弾かれずにもすみます。しかし、ストレスは大きくなります。他者が下す自分の評価を気にするあまり、**考え方の中軸を無意識に自分と違うところに置いているため、心にウソをつくことが多くなる**からです。

アーサー・ボストンは『日本人は鰯の群れ』という著書の中で、日本人論を展開しています。外国人から見た日本人は、イワシの群れにそっくりだというのです。イワシは群れをなして生きる魚です。1匹が向きを変えれば、みながいっせいに向きを変えます。

日本人は「人と違っている」ことを恐れたり、嫌ったりする性質を持ちます。そして、「群れていたほうが安心」と頭で思い、そのまま行動します。腹の中でそれが「間違っている」とうすうす感じたとしても、大きな流れにはしたがってしまいます。ただし、「イワシの群れの1匹」として生きるのは相当に窮屈なものです。好奇心にしたがって泳ぎたいほうへ行けないからです。自分の心にウソをつけば、ストレスが生じます。ストレスとは自分の心が生み出すところが大きく、免疫力はストレスによって低下させられるのです。

免疫力UP

「軸」は自分の中に置く

法則20

この"口ぐせ"がストレスを増大させている

私は以前、『降りてゆく生き方』という映画を見て、とても感動したことがあります。生きることに疲れた日本人を楽にしてくれるヒントが、たくさんあふれている映画でした。

この映画を制作し、脚本も担当した森田貴英さんは、「脱グローバリズム」「脱格差社会」が必要だと訴えています。

第二次世界大戦後、日本人は物質的、経済的な豊かさを求めて必死に努力を続けてきました。それはまさに「昇っていく時代」だったと思います。私たちは「物質的に豊かになれば幸福になれる」と確かに信じていたのです。

やがて日本は世界でも有数の豊かな国になりました。しかし、金やモノを手に入れることで本当に幸せになったでしょうか。物質的な豊かさを追求しても、幸福感を得るのは難しいことがわかってきたのです。グローバリズムの名の下に膨張してきた金融資本主義は破綻し、その余波は日本経済を直撃しています。経済成長はピークを過ぎて下り坂となり、失業率は一向に下がらず、格差は広がるばかりです。

森田さんは「今、私たちは『降りてゆく時代』に生きている。本当に必要なものが何かに気づき、足もとをしっかりと確かめながら、降りてゆくことが必要なのだ。人とのつながりを大切にして助けあいながら、自然と共生する生き方をすればいい」と語っています。

森田さんのいう**「降りてゆく生き方」は、免疫力の向上にも必要な考え方**だと、私は思います。戦後、資本主義社会を生きてきた私たちは、「上をめざして一生懸命がんばらなければ、人間の価値はない」という固定観念を持ちました。社会全体でこうした考えを共有したことにより、確かに日本の経済は大きく発展しました。しかし、その考えは裏を返せば、資本主義社会にとって「都合のいい生き方」でもあったはずです。

「いい人」はいつも心に「がんばらなければ」という言葉を抱えています。そんな「がんばらなければ」と必死になる心も、人を疲れさせ、ストレスを増大させるのです。

免疫力UP

「がんばらなければ」を禁句にする

法則 21

「今、ここ」を大切にすれば、ストレスから解放される

仏教では「あるがままを観察して、今、ここを生きる」ということを教えています。

私たちは、目に見えるもの、知覚できるものだけを存在していると考え、そうでないものは実在していないに決まっていると、素朴に思うところがあります。これを素朴実在論といいます。他者の意見や存在、「もっとがんばらなければ」という上昇志向、**実体のない不安感などに振り回されずに生きるには、素朴実在論にとらわれない観察力、判断力を身につける**ことが必要です。そうして、今、この瞬間を大切に「あるがまま」の自分を生きることが、人間らしい生き方であると、仏教を開いたブッダは伝えているのです。

私たちが「いい人」をやめる大きなヒントも、ブッダの教えの中にあります。「あるがまま」の自分の〝今〟を大切にすることです。このことは、森田さんのいう「降りてゆく生き方」とも共通するのでしょう。

私は約50年間、毎夏、インドネシアのカリマンタン島に医療調査に出かけていました。

島の人々は、自然と融和した野生に近い生き方をしています。島の暮らしは、すべてがマハカム川とともにあります。川沿いに小屋をつくり、川の水で調理をし、体を洗い、歯を磨き、川の中で排便もします。子どもたちは、その川の中で笑顔を輝かせて遊んでいます。

そんな素朴で野性的な生活を続けていると、私の中にある野性がむくむくと目覚めてきます。「あるがままの生き方」とは本来の人間らしい生き方のこと。脳がつくり出す不安には実体がないことを知り、「やりたい」と感じる好奇心にしたがって生きることです。

好奇心にしたがって感性を磨いていれば人からどう思われようとたいしたことではなくなります。陰でささやかれる悪口や評価に意味がないことに気づきます。そうして自身でものごとを判断し、問題解決に誠実に取り組んでいれば、絶対的な生きる力が備わります。「あるがまま」の自分に気づき、自分に正直に生きること。この生き方ができるようになったとき、私たちの心は大きなストレスから解放され、免疫力が向上するのです。

免疫力UP 今、この瞬間を大切にすると、生命力が上がる

法則 22

「正論」は人も自分も傷つける

自分流の生き方を貫いていると、群れることを好む人たちから「わがままだ」とバッシングを受けることもあるでしょう。しかし、「あるがまま」に生きていると、そんなことに不安や恐怖を感じなくなります。バッシングとは他人の「あるがまま」を認められない、「わがまま」な評価だからです。実体のない評価だともいえるでしょう。

日本人は、「わがまま」の意味を取り違えている人がとても多いのです。

「わがまま」とは、集団から離れて人と異なる行動をとることでも、自分流を貫くことでもありません。他者の「あるがまま」を認めず、自分の思い通りにさせようとすることです。群れに属さない人を批判し、排除しようとすることが「わがまま」なのです。

私たちが「あるがまま」を生きるときにも、このことを忘れてはいけません。自分の「あるがまま」を他者に押しつければ、それは「わがままな生き方」になってしまいます。自分にも「あるがまま」の生き方があるように、人にも「あるがまま」はあるのです。

「正論は人を傷つけやすい」といいます。「自分が正しい」と思っていると、他者への気配りをせずに、自分だけが納得している言葉を不用意に発してしまうことがあります。しかし、ほとんどの場合、相手にも「自分が正しい」と思っていることがあります。自分の正義を主張すれば、目の前にいる人との信頼関係を保てなくなります。「なんてわがままな意見だ」ととらえられてしまうからです。だからといって、自分の意見を隠してがまんすれば不快感が残り、ストレスがたまります。

大事なのは、自分の「あるがまま」を大事にしつつ、人の「あるがまま」も受容することです。**相手の意見に「正しい」とか「間違っている」と白黒をつける必要などありません。**相手が話している行為自体を受け止めるだけでよいのです。「そうなんだ。あなたはそう考えるんだね。私はこう思うよ」というのでよいのです。そうやって他者とのコミュニケーションを図っていれば、人間関係がストレスになることはなくなっていきます。

免疫力UP

他人にも「あるがまま」があることを知る

法則23

「いい人」は「頭のよさ」が裏目に出る

「机上の空論」という言葉があります。ご存じのとおり「頭の中だけで考えたものは、現実社会では役立たない」、すなわち脳だけで考えたことはあてにならないということです。

医者は「健康には禁酒、禁煙が大事」とよくいいます。「コレステロールのとり過ぎは、生活習慣病のもと」ともいいます。私にいわせれば、いずれも「机上の空論」です。

とても興味深い研究結果があるので、紹介しましょう。1974年から15年間、フィンランドにて行われた調査です。40代の部課長クラスの男性約1200人を二つのグループにわけました。一つのグループには、塩分や糖分を控えることと禁酒、禁煙を求め、コレステロールも血圧も正常に保つために定期的な健康診断を受けてもらいました。

これに対し、もう一つのグループには、なんの制限も設けず、自分の好きなように生きてもらったのです。

医学的な常識で考えれば、健康管理をきちんとした節制組のほうが、長生きできそうです。しかし、実際には、節制組の死亡率は、無節制組よりはるかに高いものだったのです。

人間の体は、一般常識どおりにはいかないものです。**健康状態は心に大きく左右される**からです。医療者の指示に従い、節制に勤《いそ》しんだところで、それが自分の本意でなければ、ストレスがたまります。大好きなお酒もタバコも食事も「健康のためだから」と、他者によって制限されれば、それはストレスになります。ストレスがたまれば免疫力は落ち、病気を防ぐ力は低下します。「健康によい」と一般にいわれることも、実践者である本人にとってストレスのたまるものであれば、それは「健康悪」ともなりかねないのです。

「いい人」は「頭のいい人」が多いものです。知識の収集に熱心で、先走って人生の障害になるものを除くことが上手です。しかし、「あるがまま」の心が承知していなければ、ストレスを増大させ、病気をつくり出しかねません。自分にとって「心地よい」と思える生き方こそが免疫力を高めます。ストイックな節制はかえって早死にを招くだけです。

免疫力UP

「心地よい」という自分の感覚を大切に！

法則24

腸はストレスにめっぽう弱い

ここまでお話ししてきたように、「いい人」の思考は、本人も気づかないうちにストレスをため込ませ、身をすり減らさせます。免疫力の最大の敵の一つはストレスです。

それでは、なぜストレスは免疫力を低下させるのでしょうか。

人体にストレスがかかると、あらゆる臓器に影響を与えます。なかでも、もっとも強く害を受けてしまうのは、腸です。「脳腸相関」という言葉があります。脳と腸は互いに密接にかかわり合うことによって、自らの機能も正常に保つことができます。たとえば、脳の情報は脊髄から自律神経を通じて、腸管粘膜の中にある神経細胞にすみやかに伝えられます。そのため**脳がストレスを感じると、腸がダイレクトに反応する**のです。

腸は人体最大の免疫器官です。免疫組織の約70％が腸に集まっています。人間の体は、口から肛門まで長いチューブが1本通っているような姿をしています。この管を消化管といいます。口から入ったものが消化管を通り、体内に初めて取り込まれる場所が、消化管の一部である腸です。つまり、腸は「内なる外」なのであり、病原体などの異物を腸にてブロックできれば、体内に異物を侵入させずにすみます。人の体は、腸に膨大な数の免疫組織を集めて、外界の病原体をブロックすることで、生命を守るよう進化してきたのです。

この**免疫組織の働きを活性化させているのが、腸内細菌**です。私たちの腸には、3万種、1000兆個というたくさんの細菌が棲みついています。ただし、この数は正常の人の場合と考えてください。腸の働きがストレスなどによって乱れ、停滞していると、腸内細菌は数を著しく減らしてしまいます。数が減れば免疫力も低下します。腸にいる免疫細胞と腸内細菌は互いに助けあって免疫システムを活性化しているのであり、**免疫力は腸内細菌の数や種類が多いほど上昇**します。

このように、脳が感じるストレスは、腸内細菌を著しく減少させます。それが免疫力を落とすおおもととなるのです。

免疫力UP

腸内細菌の数と種類を減らさない生活を心がける

法則 25

「いい人」は、脳のいいなり

「いい人をやめよう」と思っても、ある日突然自分を変えるのは難しいものです。自己啓発の本などでは、「他人を変えるのは難しく、ストレスもたまる。自分の意識を変えるほうがずっと簡単だ」とよくいいます。これは正しくないと私は思います。人間とは、頑固なのに意志薄弱な生き物です。自分を無理に変えようとすれば、それこそストレスをため込むことにもなるでしょう。ですから、**無理に自分を変えようとしない**ことです。

今日からみなさんにやっていただきたいのは、「腸で考える」というトレーニングです。

私たちはふだん脳でものを考えます。しかし、ものを考えることは腸でもできます。腸には大脳に匹敵する神経細胞が存在することをご存じでしょうか。腸は神経細胞が出した指令を、脳に関与をさせずに、内臓諸器官に独自に送ることもできるのです。

日本人は、昔から大事なことは腸で考えることをしていました。

「腹（腸）を決める（決心する）」

「腹（腸）を癒やす（怒りを鎮める）」
「腹（腸）がすわる（度胸がある）」
など、腸が思考する臓器であると示す言葉は、たくさん残されています。

ところが、現代人は腸で考えることを忘れています。とくに「いい人」は、発達しすぎた脳のいいなりになっています。大事なことを決めるとき、他人の顔色を見て、周囲との調和を壊さないように考えてしまうならば、脳のいいなりになっている証《あかし》です。脳は孤独を恐れるようインプットされているので、「周りはどうだろう」と真っ先に考えるのです。

一方、**腸は人の健康に愚直に働く臓器**です。脳のように不安を恐れて、人にあやまった行動をさせたりしません。だからこそ、**迷ったときには腸に問いかける**ことが大事です。「やるか」「やらないか」、「やりたいか」「やりたくないか」、行動に迷ったときには腸に尋ねてください。腸で考える具体的な方法は、第6章で紹介します。

免疫力UP

大事なことは「腸」で考える

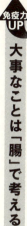

法則 26

腸は「母なる臓器」である

先日、「ロリータクラブでの講演会をお願いします」との手紙を受け取りました。喜び勇んで出かけていくと、スーツ姿の真面目そうな人ばかりが客席に並んでいました。「あれっ？」と思って舞台の看板を見ると「ロータリークラブ・講演会」と書かれていました。私は慌てて講演の内容をまじめなものに変えなければなりませんでした。

こんなおかしな勘違いをするのは、私の脳ばかりではないでしょう。**脳は勝手な勘違いをすることがたびたびあります。**脳が偏った思い込みをすることで、変な行動をしてしまうこともあります。脳のモラルは低く、だまされやすく、意志薄弱なのです。

一方、腸は脳のようにだましたり、だまされたり、勘違いなどしません。**体にとって何が大事なのか、いつも正しい判断をしてくれる臓器が、腸**です。こうした脳と腸の違いは、どこにあるのでしょうか。私は、腸と脳の発生の歴史から起こるものだと考えています。

生物が地球上に現れたのは、約38億年以上前でした。たった一つの細胞からなる単細胞生物から多細胞生物が生まれ、やがて多細胞生物の体内に腸が発生します。数ある臓器の中でいちばん初めに生まれたのは、腸だったのです。

やがて腸は、さまざまな臓器へと分離していきます。栄養分をたくわえる細胞が分離して肝臓になり、酸素を吸収する細胞が肺になり、食物を一時貯蔵するために腸の一部が胃となりました。そして、腸の先端、つまり口の部分に存在していた神経細胞が発達して脳が生まれます。脳ができたのは、今から5億年前とされています。すなわち生物は、生命の誕生以降、8〜9割もの期間を脳のないまま進化してきたのです。

腸は〝母なる臓器〟です。人間は過度に発達した脳を持ったことにより、あらゆることは脳を中心に動いていると考えるようになりました。しかし、生物史を紐解《ひもと》けば、脳は体内でもっとも若い臓器であるとわかります。こうして考えれば、体は腸を中心に動いていると考えたほうが自然なのです。

免疫力UP　脳は「意志薄弱でだまされやすい臓器」だと知る

法則27 ふだん「いい人」ほど、怒りっぽい

人の体は腸を中心に動いています。脳はそのうちの一つの器官だと考え、思考のすべてを頼りきらないほうが、うまくいくのです。とくにストレスを感じることがあれば、脳であれこれ考え込まず、腸に思考の場所をうつしてみてください。

人間の脳は、古い時代にできた「爬虫類脳」と、新しくできた大脳皮質を中心とする「新しい脳」とが混在しています。人間の脳がしばしば混乱を起こすのは、新旧の脳がいまだうまく連携できていないためです。また、〝母なる腸〟は、人間の体をすみずみまで熟知していますが、歴史の浅い脳は体を十分に知らない状況にあります。こうしたことから、私たちは過度に発達した脳をうまく使いこなせず、脳は混乱を起こしやすいのです。

凶悪事件を起こした犯人が、「ふだんはおとなしくて、いい人だった」と周辺取材により語られることが多々あります。身なりのきちんとした大人が、突然キレて、怒り出す姿を見かけることも多くなりました。脳はいったんカーッとなると混乱し、怒りの鎮め方が

わからなくなるのでしょう。その怒りは腸にダイレクトに届いて、機能を大きく乱します。

ふだんは「いい人」ほど、スイッチが入ると**怒りを爆発させてしまうのは、脳であれこれものごとを考え過ぎている**からです。思考を脳に頼り過ぎているのです。かつての日本人は、怒りを腸で鎮めていました。「腹わたが煮えくり返る」ほどの怒りも、「腹の虫がおさまらない」ことも、最後には「腹におさめ」、「腹を癒して」いたのです。

私もかつて「いい人」といわれていたとき、自分の性格を「瞬間湯沸器」のようだと感じていました。しかし、腸でものごとを考えるクセをつけることで、怒りでわれを忘れることはなくなりました。ささいなことにイライラし、人を怒鳴りつけることもなくなりました。**脳がストレスに感じたことも、腸に持ってきて考えてみると、実はたいしたことではなかったりする**のです。

腸で考える。それだけで、ストレスの処理が上手になります。

免疫力UP 怒りは腸で鎮めるとうまくいく

法則28 腸内細菌を減らしてしまう食品に注意

免疫力は70％が腸管の働きで決まることはお話ししました。ストレスに強く、思考力の高い腸をつくるには、腸の働きを阻害する食べ物を、できるだけ避けることも大事です。腸の働きを滞らせる最大の物質は、加工食品に含まれる防腐剤です。最近では言葉の印象をやわらかくするためか、「保存料」といういい方がされます。しかし、ごまかされてはいけません。保存料は、腐敗を防ぐために混入される化学物質のことです。

東京都福祉保健局のホームページでは保存料を次のように説明しています。

「保存料とは、食品の腐敗や変性の原因となる微生物の増殖を抑制し、保存性を高める添加物です」。この言葉の意味がわかるでしょうか。防腐剤の目的は、細菌など微生物の増殖を化学物質の力で止めることにあります。

私たちの腸には、３万種、１０００兆個という腸内細菌が棲んでいることはお話ししました。腸内細菌には、腸管の働きを活性化するとともに、免疫反応を高める作用があります。その働きは、腸内細菌の種類と数が多くなるほど高まり、減れば低下することになります。防腐剤の危険性はここにあります。

青山学院大学の福岡伸一教授は、代表的な防腐剤であるソルビン酸を使って実験を行っています。食品を腐敗させる細菌を寒天に入れ、ソルビン酸0・3％を添加した培養液に入れて、細菌がどのような動きを見せるのか観察したのです。結果、細菌はまったく増えませんでした。**防腐剤は食品の腐敗を抑え**ます。それが**腸に入ってくれば、腸内細菌の増殖を妨げてしまう**ことは、容易に予測できることです。

防腐剤は他に「安息香酸」「安息香酸ナトリウム」「安息香酸Na」「しらこたん白抽出物」「しらこたん白」「しらこ分解物」「プロタミン」「核蛋白」「ソルビン酸カリウム」「ソルビン酸K」「プロピオン酸カルシウム」「プロピオン酸Ca」「プロピオン酸ナトリウム」「プロピオン酸Na」「ポリリジン」「ε - ポリリジン」など商品ラベルに記載されています。

免疫力UP　商品ラベルをチェックしてから購入する

ストレスをため込まない
体質になる！ 3カ条

1

**「自分のストレス」を
知っておく**

2

**「心地よい」感覚を
大切にする**

3

**脳はだまされやすい
ことを知る**

第3章

「いい人ほど、がんになりやすい」は本当か？

法則29

「いい人」は熱が出ても会社へ行く

「熱ぐらいで仕事を休めない」という人がいます。発熱を解熱剤で抑えて、マスクをして出勤する人は、これもまた「いい人」の典型でしょう。

社会人にとって健康管理は義務ともいわれます。しかし、人の免疫力とは、常に一定に保たれるものではありません。風邪は、免疫力が乱れているときに罹患しやすくなります。通常は**免疫力が強い人でも、ほんのわずかな乱れで風邪をひく**ことはあります。

私は、人並み以上の免疫力を持っていると自負しています。日々、「チョイ悪菌」を飲み込み、腸で考える癖をつけ、免疫力を鍛えています。けれども、2年前の正月、久しぶりに発熱しました。免疫力の強さが自慢の私も、ときには風邪をひくのです。

思い起こせば年末、私はテレビに出演していました。テレビ出演の待ち時間はイヤになるほど長いうえ、製作者から滅茶苦茶な要求をされることもあります。「もう帰ろう」と何度思ったでしょう。でも、このときの私は「いい人」でした。「一度受けた依頼はきちんとはたさなければ、みなさんに迷惑をかけてしまう」と脳が思ってしまったのです。ふだんは「いい人」ではない私でも、ときどき「いい人」の顔が出てくることがあるものです。

番組のテーマは、ストレスによってNK細胞の活性がどのくらい下がるのか、という実験でした。芸人さんたちが実験によりNK細胞の活性に一喜一憂しているかたわらで、私は自分のNK細胞がグーッと活力を失っていくのを感じていました。こうなると、ふだんは強靭な免疫力も、風邪のウイルスには太刀打ちできなくなります。結果、私は38度もの熱を出し、とっても楽しみにしていた年越しそばも、おせちも、お屠蘇《とそ》もいただけず、布団の中でウンウンうなっていたのでした。

「いい人」は「オレがやらなきゃ誰がやる！」「人に迷惑をかけてはいけない」という気持ちが強いもの。ですが、**自分がいちばんに責任を持つべきは、自分の体**です。自分にとって唯一無二の宝は自分で守るほかない。そんなことを改めて思い知った寝正月でした。

免疫力UP **自分の体をいちばんに考える**

法則 30 風邪をひくほど「いい免疫力」が育つ

昔から「風邪をひくほど丈夫になる」とよくいったものです。これは真実です。最近では、風邪を必死になって避ける人が多いようですが、たまには風邪をひいたほうがよいのです。免疫力を強く育てられるからです。

そもそも私たち人類の歴史は、大半が感染症との闘いでした。人類が誕生してからおよそ700万年間、私たちが今日こうして生きていられるのは、先祖たちが自らの免疫力を強化することによって、感染症との闘いに勝ち残ってきてくれたからです。

現在、日本人の多くは、もっとも怖い病気を、がんや脳卒中、心筋梗塞だと思っているでしょう。しかし、**人類にとっていちばん怖いのは、ウイルスや細菌、寄生虫などの微生物による攻撃**です。これは昔も今も変わりません。がんや脳卒中、心筋梗塞などの生活習慣病は慢性疾患です。これらの病気は、長い歳月をかけて、小さな火種が大きな病へと進行し、ある日、表に出てきます。つまり、火種を小さなうちに消し去れるよう、免疫力を鍛える生活を送っていれば、慢性疾患になることはないのです。

ところが、感染症はすべての人が罹患しうる病気です。病原体が体内に入ってわずか数日、短いときには数時間で発病し、そのまま命を奪われることもあります。

たとえば現在、国際社会はエボラ出血熱の脅威に恐れおののいています。エボラ出血熱が怖いのは、エボラウイルスに対する免疫を、人類のほとんどが持っていないことが一つです。いまだ遭遇したことのない病原体に体が出合ってしまったとき、免疫はそれを退治する武器（抗体）を一からつくらなければなりません。毒性の強い病原体は、免疫が抗体をつくる間に人の体を占拠し、暴れ回るのです。

そのとき、命が助かる人と命を落とす人とに分かれます。この違いこそが、免疫力にあります。**ふだんから免疫力を強化している人は、未知なる病原体と遭遇したときに、抗体の産生も速《すみ》やかで、免疫細胞の闘う力も高い**のです。

免疫力UP たまには風邪をひいたほうがよい

法則 31

日本人は、世界一免疫力が弱い

今、日本人は免疫力が総じて落ちています。私はこれまで60カ国以上の世界の国々を健康調査のために訪れています。その中で実感しているのは、世界で日本人が「身体的にも精神的にも、もっとも脆弱《ぜいじゃく》な民族である」ということです。

だいぶ以前の話です。1995年にコレラによる日本人の集団感染が起こりました。インドネシアのバリ島帰りの旅行者が次々に発症し、その数は300人近くにもなったのです。このとき、コレラの発症者は日本人だけでした。現地の人や他国の旅行者はなんともなかったのです。「コレラ」と聞くと怖い菌のような気がしますが、原因の菌種はエルトール型というもので、感染力は強くないタイプのものでした。日本人は、ヤワな菌にも集団感染してしまうほど免疫力が落ちていると、図らずも示された事件となったのです。

なぜ、日本人の免疫力はこんなにも脆弱になってしまったのでしょうか。

私たちの**体を守る免疫システムには、自然免疫と獲得免疫という二つ**があります。これらは車の両輪のように連携しあって動くことで、免疫全体を正常に働かせています。このうち自然免疫は、病原体からの絶えまない攻撃にうまく対応することで、即応性や有効性の機能を高める性質を持っています。とくに菌類やカビ、酵母の細胞壁に存在するβ‐グルカンという化合物の分子を認識し、強力な反撃をしかける性質があるのです。

ところが、私たち日本人は、菌類やカビ、寄生虫などの微生物をことごとく追い出す「キレイ社会」をつくり出しました。前に「わがまま」とは、他者の「あるがまま」を受け入れない生き方だとお話ししました。日本人は「いい人」が多いのですが、「わがまま」な民族です。細菌など、目に見えないほどの小さな命の「あるがまま」を認めず、排除に懸命になっています。他者にわがままを通していれば、ある日突然、手痛いしっぺ返しを受けることは避けられません。日本人の免疫力の脆弱化は、私たちのわがままが引き起こしている、自然界からの手痛い〝しっぺ返し〟であることに、間違いないのです。

免疫力UP

小さな生き物に対して「わがまま」な態度をとらない

法則 32

きれい好きが増えると、病原菌も増える

感染症を防ぐために、身の回りを清潔に保つことは、もちろん大事です。しかし、清潔の意味を履き違えてはいけません。身の回りの菌を薬剤などで排除するのは逆効果です。そんなことを平常時からしていては、感染症で命を落とす原因を自らつくり出すだけです。

たとえば、帰宅後の手洗いやうがいは、私もします。しかし、石鹸は使いません。**皮膚には皮膚常在菌と呼ばれる多様な菌がいて、私たちの皮膚を守ってくれている**からです。皮膚常在菌は、皮膚の脂肪をエサにして、脂肪酸の膜をつくっています。この弱酸性のバリアが、皮膚に病原菌がくっつくのを防いでくれています。

ところが、石鹸で手洗いをすると、常在菌の9割が流されてしまいます。ただ、1割でも残っていれば、その菌たちが再び働き出し、約12時間後にはもとに戻ります。しかし、**薬用の液体石鹸は殺菌作用が強過ぎます。皮膚常在菌を皆殺しにし、再生能力を奪ってしまう**のです。私が「薬用石鹸を使ってはいけない」と繰り返しいう理由はここにあります。

私は免疫について研究するにつれ、「キレイはキタナイ」「キタナイはキレイ」と考えるようになりました。たとえば近年、食中毒によって命を落とす人が多くなっています。とくに多い原因菌は、O‐111やO‐157などの病原性大腸菌です。大勢の死者を出す凶悪な菌と思われていますが、実体はとてもヤワな菌です。菌のエネルギーのうち、7割を毒素の産生に使うため、生きる力は3割しかないのです。だからこそ、病原性大腸菌は、雑菌の多いキタナイ場所では淘汰されて繁殖できず、日本の給食室やレストランなど、無菌状態の〝超〟がつくほどキレイな場所で猛威をふるうのです。

風邪や食中毒の予防のために、殺菌剤や抗菌剤の類を使うのは本末転倒です。ふだんの手洗いに石鹸は必要ありません。そんなふうに生活を改善すれば、ときには風邪をひき、軽い食あたりを起こすこともあるでしょう。そうやって体内の免疫システムが強化されていくとわかっていれば、風邪や軽い下痢は恐れるに足りないことと思えるようになります。

免疫力UP

健康を守ってくれる菌がいることを知る

法則33 医者に行っても「風邪」は治らない

日本人は、とかく発熱を恐れるものです。なぜ、風邪をひくと熱などの不快症状が出るのか、ご存じでしょうか。

風邪をひいたときに、**熱が上がり、咳をし、鼻水が出るのは、風邪という病気を体が自分自身で治そうとしている治癒反応**です。体は熱を出すことによって血流を増やして免疫細胞を体中に送り出します。同時に、咳や鼻水、くしゃみ、嘔吐、下痢などを起こさせて、原因菌を外に追い出そうとしているのです。

高熱が出ると、体の節々に痛みが現れます。これは、顆粒球と呼ばれる免疫細胞の一種が、毒性の強い活性酸素という物質を発射して、原因菌を殺しているために起こる症状です。活性酸素は外敵にとって怖い物質です。ところが、大量に放出されると、体内の組織にも炎症を起こします。これが、高熱時に体の節々が痛む理由です。

つまり、風邪をひいたときの不快症状のすべては、免疫システムが体内で懸命に働いている証です。これは、なくてはならないものです。

ところが、日本には病院が大好きな、医療者や製薬会社にとって「いい人」がたくさんいます。風邪をひいたら必要なのは、免疫システムががんばって働けるよう、一にも二にも休養をとることです。それなのに、「とりあえず病院に行ってくる」と出かけていき、待合室で長時間つらい思いをして待っているのです。

診察室では、医者が「風邪ですね」とわかりきった診断名を下し、「菌を殺す抗生物質」に始まって、「熱を下げる薬」「のどの炎症を抑える薬」「鼻水を止める薬」さらに「総合感冒薬」まで処方してくれます。そんなに飲むと胃が荒れるからといって「胃薬」まで出す医者もいます。こんなこと、おかしいと思いませんか。

風邪の症状は、薬でむやみに抑えてはいけません。体が風邪の菌と闘っている免疫反応を薬の力で抑え込めば、自然治癒力を弱め、免疫力を衰えさせるだけなのです。

免疫力UP

風邪は薬でむやみに抑えてはいけない

法則 34

病気になったら「とりあえず薬」は危険

私たち日本人は、「病気とは何か」ということをもう一度考えてみる必要があるでしょう。**病気とは、「病気そのものが、体を治そうとしている現象」**と、私は定義しています。

私たちの体にはもともと病気を治す力「免疫力」が備わっています。病気をすることによって、体は免疫システムをフル活動させ、システムの強化を図っているのです。

ところが、「いい人」は、「病気といえば治療」とすぐに考えます。自分の免疫力で治すことを考える前に、医師に診てもらって、薬や対症療法で治してもらおうとするのです。

体に何か異変が起きたときに、「とりあえず薬」というのは、原因療法とほど遠い治療法です。ところが、現代の日本の医療の主流になっているのが、この対症療法です。表に出てくる不快症状の数々を、それに対応する薬で一つ一つ抑えていくというものです。

症状が軽くなれば、体が楽になり、治ったような気にもなるでしょう。しかし、**薬で症状を抑え込むという行為は、病気を治そうとする体自身の反応を抑え込んでしまう**という、本質に逆行する治療法なのです。

こうした治療体制の中で医師が育つと、患部だけを診て、そこに起こっている症状だけをとり除くことが病気の治療であると考えるような医師ができあがります。これは、日本医療界全体の問題であり、大改革をしなければならないことです。

ただし、医療者側の責任ばかりともいえません。患者さん自身も、これを機会に自分がどんな選択をしているのか見直してみてください。医療機関を探す際、心身両面のトータルな問診をして、生活改善について厳しく注意する医師よりも、即効性のある薬をすぐに処方してくれる医師を選んではいないでしょうか。

私の弟子は、開業医をしています。彼は薬をなるべく出さない良心的な医療をめざしてがんばっていたら、「あの医者はうるさいことばっかりいって、薬を出さないヤブ医者だ」と非難され、患者さんが減ってしまったと嘆いていました。

免疫力UP 「とりあえず薬」の発想をやめる

法則35

熱は下げないほうが、治りは早い

発熱が恐れられるようになったのには、二つの理由があるといわれています。一つは体温計が発明されたこと、もう一つは、クロード・ベルナールが「普通体温より5ないし6度、体温が上昇すると死亡する」という実験結果を示したことです。

クロード・ベルナールは19世紀のフランスの医師、生理学者であり、『実験医学序説』の著者として有名です。彼が体温についての説を発表して以降、医療現場ではいわば「発熱恐怖症」ともいえる状況が生じ、「発熱があれば下げる」というのが常識となりました。

ところが実際には、発熱時に解熱剤を投与すると、困ったことがしばしば起こるのです。

こんな研究結果があります。生後6カ月から15歳までの発熱した208名の小児を対象にした調査です。症状が表れて3日以内に解熱剤アセトアミノフェンを使用した回数と、その後、肺炎になった症例との関連が観察されました。肺炎になったケースでは、解熱剤を平均2・5回使用していました。肺炎にならなかったケースでは1・4回でした。つまり、

免疫力UP 解熱剤はできるだけ使わない

「解熱剤を使うほど肺炎になりやすい」ということが示されたのです。

また、大腸直腸手術後の手術創は、体温を34・7度と低めに保つより、36・6度と高めのほうが感染率は低かったという観察データもあります。入院期間も短かったそうです。

さらに、動物実験では結果がはっきりと表れています。たとえばトカゲを使った実験があります。12匹のトカゲに細菌を感染させ、アスピリンを投与しました。そのうち、熱が抑えられた7匹は全部死に、熱が出た5匹は生き残ったといいます。こうした研究結果を見てみれば、**薬で発熱を抑えないほうが、病気を重症化させずにすむ**ことがわかります。

高熱が出ると、脳にダメージを与えるのではないか、と心配する人もいます。しかし、41度未満の熱が脳に悪影響を与えることはないとされています。むしろ、脳へのダメージを考えるならば、原因菌が免疫システムに排除されず、脳へ回ってしまうことを心配すべきでしょう。発熱は免疫反応の一種です。これを薬で止めてしまってはいけないのです。

法則36

「風邪で抗生物質」は医療者にとって「いい人」

風邪に抗生物質は効かない。これは医療の常識です。ところが、風邪で受診して抗生物質を処方してもらえないと、不安になる患者さんが大勢います。なかには「ヤブ医者」と怒る人もいるそうです。医療者にとって、なんて都合の「いい人」たちでしょう。

厚生労働省は、２００４年に「風邪に抗生物質は無効。細菌性二次感染の予防目的の投与も必要ない」と発表しています。風邪の原因は9割がウイルスです。一方、抗生剤は細菌に作用する薬です。細胞の細胞壁の合成を邪魔したり、たんぱく質をつくらせないようにしたり、細胞の核の働きを止めたりして、細菌の細胞を壊して、病原菌の活動をくいとめます。つまり、細胞を持たないウイルスには効果がないのです。

ところが、私たちは抗生物質を乱用し続けてきました。そのことが、大問題を引き起こしていることは、みなさんもご存じでしょう。**従来の抗生物質が効かない細菌が次々に誕生しているの**です。細菌も生き物です。人間がむやみに退治しようとした結果、生き残りをかけて、薬への耐性を身につけた菌が続々と現れました。なかには、多くの薬剤に耐性を持つ多剤耐性菌まで生まれてきています。

抗生物質の乱用が起こす害はそれだけではありません。免疫力も落としてしまうのです。

私たちの腸には、たくさんの腸内細菌が棲んでいて、数も種類も多いほど免疫力が高くなることはお話ししました。腸に集まる免疫細胞の活動力を高めているのが、腸内細菌たちです。抗生物質は、その大事な腸内細菌たちの繁殖を阻害してしまうのです。**抗生物質を飲むと、下痢をしたり、大便が小さくなったり**します。**これは腸内細菌が減り、腸内バランスが乱れてしまった表れ**なのです。

結核や肺炎、溶連菌、中耳炎など抗生物質を必要とする、細菌性の感染症もあります。そうしたときには、医師の指示にしたがって抗生物質をきちんと服用する必要があります。しかし、一般的な風邪で、気軽に飲んでよい薬では決してないのです。

免疫力UP **風邪に抗生物質は効かない**

法則

37 電化製品に囲まれた「いい生活」では長生きできない

免疫力を高めるには、微生物の存在を認めておおらかに接することです。テレビコマーシャルにのせられやすい「いい人」は、**まずは家から殺菌剤や除菌剤などの製品を排除**しましょう。3日たてば、そんなものは何一つ必要ないことがわかるでしょう。

同時に、自然の新鮮な空気を吸いながら、土や草木に触れることです。人間の細胞は1万年前から変わっていません。1万年前、人間が自然界の一部として生きていたころのような環境に身をおくと細胞の機能は研《と》ぎ澄まされ活性化します。人間も地球上の生物の一つである以上、**雑多な生物がいる環境にいるときがいちばん体内機能は元気づく**のです。

休日には、山や森、川、海などに出かけていくのもよいでしょう。わざわざ遠出をしなくても、自宅の庭でガーデニングや家庭菜園を楽しむだけでもよいのです。庭仕事や日曜大工を趣味とする人は、60歳以上の人で30％も寿命がのびるという報告もあります。自然のものとふれあっていると、自然治癒力が高まるからです。

反対に、便利で快適で、超清潔な「いい生活」は、自然治癒力を衰えさせます。周囲に雑多な生物がいないような、自然から隔絶された生活では、自然治癒力がうまく働けないからです。

また、電化製品に囲まれた現代の生活は、免疫力を著しく低下させます。私たちの細胞は、未知のものと遭遇したとき、それを外敵だと考え、免疫機能が排除に働きます。このとき、活性酸素が放出されます。前にもお話ししたとおり、活性酸素とはとても毒性の強い物質です。活性酸素を浴びたものをすべて酸化し、ボロボロに老化させてしまうのです。

電化製品から発せられる電磁波も、免疫機能には未知なる物質です。あらゆる電化製品からは電磁波が発生しています。とくに危険なのは、携帯電話やパソコン、ドライヤーなど、体と近距離で使うものたちです。毎日長時間こうしたものを使用している人たちほど、休日くらいは便利で暮らしよい生活から離れ、自然の中に出かけていくことが大切です。

免疫力UP
休日だけでも自然の中に出かけていく

法則38

「いい人」ほど、がんになりやすい

免疫力が落ちているということは、命を守る体内機能が弱っているということです。「いい人」は免疫力を落としやすいことを、たびたびお話ししてきました。昔から「いい人」ほど早死にするとよくいいますが、これは真実であるといえるでしょう。

「いい人」がとくに気をつけなければいけないのは、がんです。今、がんになる人がとても増えています。一生のうちに、2人に1人ががんになり、3人に1人ががんで命を落とすというデータもあるほどです。「いい人」ががんになりやすいのは、ストレスをため込みやすい性格や、生活習慣にあります。がんになった人の話を聞くと、昼夜関係ない多忙な生活を送っていたり、人間関係に悩んでいたり、食生活が乱れていたりという状況でがんを発症させています。自分のことをあとまわしにして、仕事や他者のことを優先にし、生活のリズムが乱れているときに、がんという病気は表に顔を出してくるのです。

私の弟は、静岡市立病院の整形外科部長をしていましたが、10年ほど前に膵臓《すいぞう》がんで亡くなりました。「おなかが張る」といって自分で検査したところ、膵臓にがんが見つかりました。手術をしたのですが、胃や肝臓にまでがんが広がっていて、術後わずか半年で亡くなってしまいました。また、国立の研究所で部長をしていた私の同級生も、発見から1年未満で大腸がんにより他界しています。

彼らに共通しているのは、「多忙であったこと」と「仕事を最大の生きがいにしていたこと」「食事が不規則で、コンビニ弁当に頼っていたこと」でした。

多くの人は、がんをとても怖い病気だと思っています。しかし、**がんとは、ストレス過多の生活、免疫力の低下、食生活の乱れから起こってくる**のは、学問的にもすでに明らかになっている事実です。つまり、ストレスをため込まず、免疫力を高める生活をしていれば、がんにはなりにくいのです。「いい人」はがんになりやすい下地を持っています。だからこそ、自ら意識してストレスを回避する生活を送る必要があるのです。

免疫力UP

がんになりやすい「性格」を知る

法則39

医学は進歩してもがんの死亡率は減らない

医学は進歩しました。しかし、がんの発生率も死亡率も高まるばかりです。このことは、私たちが信じ、頼りきってきた西洋医学の限界を表していると、私は考えています。

西洋医学は、病気の原因が単純で、明確な場合であれば、効果を発揮します。たとえば、糖尿病はインシュリンが不足して起こる、だからそれを補って治すという発想です。しかし、病気の原因が多様で複雑な場合、西洋医学はお手上げの状態となります。

とくに、**免疫力のバランスが崩れて起こるような病気は、西洋医学がもっとも苦手とするところ**です。その代表的な病気ががんといえるでしょう。

私たちの免疫力には、自然免疫と獲得免疫という二つの種類があります。自然免疫とは生体における常設の戦闘部隊であり、獲得免疫とは緊急時に動員される防衛部隊と説明できます。

がんの発生においてとくに重視すべきは、獲得免疫です。獲得免疫に分類されるヘルパーT細胞は、免疫システム全体の総司令塔です。そのヘルパーT細胞には、がんなどに対応した免疫組織をつくるTh1と、アレルギーなどに対抗する免疫組織をつくるTh2という二つの工場があります。この二つの免疫機構は、ちょうどシーソーの両極端の関係にあって、バランスをとりあっています。ところが、このバランスが崩れ、Th1が小さくなってしまったときにがんを発症します。一方、Th1が過度に優位になってしまうと、アレルギーが起こりやすくなることが、私たちの研究によりわかっています。

ここまでお話ししてきた「免疫力のバランスが崩れる」という状態は、Th1とTh2のバランスの崩れのことです。なぜ、これらのバランスは崩れるのでしょうか。免疫システムの力が落ちているからです。免疫力が低下すると、システムの稼働がうまくいかず、バランスを乱しやすくなるのです。免疫力の低下を防ぐには、「いい人」である自分の思考を見直すこと。それだけで西洋医学では治療困難な難病を、私たちは遠ざけられるのです。

免疫力UP 病気を治すのは〝医学〟ではなく〝自分自身〟！

法則40 笑顔のすてきな人はがんになりにくい

私たちの体内では、若くて元気な人でも毎日3000個のがん細胞が発生しています。がん細胞の発生量はストレス過多の状態にあるときほど多くなります。ですから、「いい人」の体内では5000～1万個は発生しているだろうと、私は推測しています。

がんという病気は、ある日突然発生するわけではありません。一つの細胞ががん細胞に変異してから、進行がんに成長するまでには、短くても数年はかかります。がん細胞が発生する時期や成長するスピードは、その人の生活しだいでまったく違ってきます。

胃がんを例に見てみれば、がん細胞の発生からがんと診断されるまで20～30年かかります。ストレスの少ない生活と腸によい食生活を心がけていけば、がん細胞ががん化するはじまりを60歳まで遅らせることができるでしょう。さらに進行に40年有すれば、早期がんの発見は100歳ということになります。

つまり、現代社会に生きる私たちが、**がんを遠ざけて生きていくには、がん細胞を成長**

させない心がけが必要になってきます。がん細胞の成長を防いでくれているのは、免疫細胞の中のNK細胞です。NK細胞は、自然免疫系に属する免疫細胞で、たえず体内をめぐり、異常がないか監視するパトロール部隊です。

NK細胞は、体内に50億個以上、多い人では1000億個もいるとされています。NK細胞の数が多く、活動力が強いほど、がんになる危険性は低くなります。このNK細胞は、食べ物や精神的ストレスの影響をとても受けやすい性質を持っています。「**がんの発症は生活習慣しだい**」というのは、NK細胞の性質を示した言葉です。

NK細胞を活性化するいちばん簡単で効果的な方法があります。それは、毎日1回は声を出して笑う機会をつくることです。声を出して笑っているとNK細胞の活性が高まることは、科学的にも証明されています。少なくても1日1回はお腹から声を出して笑いましょう。笑顔のすてきな人は、それだけでがんを遠ざけられるのです。

免疫力UP 免疫力アップの特効薬は、声を出して笑うこと

法則 41

「いい人」は「寿命の回数券」をムダ使いしている

人生の長さは人によって異なりますが、人間はみな同じ寿命を持って生まれてきていることを知っていますか。私たちは誰もが100歳という寿命を持って生まれてきています。ではなぜ、命の長さは人によってまったく違ってしまうのでしょうか。それは、**「寿命の回数券」**の使い方にあります。

科学的にお話ししましょう。私たちの体は、およそ60兆個もの細胞から構成されています。細胞の一つ一つには核があり、核の中には遺伝子が鎖状に連なったDNAが納められています。DNAはとても長い構造物で、170センチもあります。そのDNAは無秩序に核内に収まっているのではなく、X字型に巻き取られて存在しています。これを染色体といいます。X字型の染色体の四つの末端には、それぞれ鞘《さや》のようなものがかぶさり、DNAがほぐれないように守っています。この末端の物質を「テロメア」といいます。

テロメアは人が生まれたときには1万塩基対《つい》あります。細胞分裂のたびに減っていき、年間で平均して50塩基対ずつ短くなっていきます。そして、テロメアが５０００塩基対まで減ったとき、その細胞は分裂できなくなり死滅します。細胞の寿命がつきたとき、人の命もつきるのです。

１万塩基対のテロメアが５０００塩基対になるまで、一年で50塩基対ずつなくなっていくと、単純に計算すると１００年かかります。これが人間の寿命は１００年であるという理由です。しかし実際には、１００歳を待たずしてほとんどの人が亡くなります。理由は、**テロメアの短縮のスピードはその人の生活のしかたによってまったく違ってくる**からです。テロメアが「寿命の回数券」と呼ばれるのはこのためです。

「いい人」は、寿命の回数券を急ピッチで使っています。人間関係のストレスや、微生物を薬剤で排除する生活、免疫力の低下、腸内細菌の減少などは、テロメアを大きく減らす原因となるからです。「いい人」の生き方は、寿命の回数券を乱用する生き方なのです。

免疫力UP

「寿命の回数券」を大切に使う

生命力の強い人になる!
3カ条

1
**自分の体を
いちばんに考える**

2
**風邪は薬でなく、
休養で治す**

3
**1日1回、
声を出しておおいに笑う**

第4章

「いい人」をやめれば、やせられる

法則 42

「いい人」は太りやすい

ぽっちゃり型の人って「いい人」をイメージさせますね。ポチャポチャの体でなんでもおおらかに包み込んでくれるような、包容力を感じさせるからでしょうか。

「いい人」は、がんばり屋で人に優しく、人間関係が良好に保てるようとても気をつかいます。こうした他者にとって「いい人」は、自分の体にとっては、残念ながら「いい人」ではありません。**本音を押し隠す生き方が、ストレスを増大させてしまう**からです。

飽食の時代である現代、私たちがストレスをいちばん向けやすいところは「食」です。食べることは、もっとも簡単なストレス解消法だとよくいわれます。食べ物や飲み物をとりあえず口にどんどん放り込んでいくと、まもなく脳が満足するからです。

人が適正体重を超えて太ってしまう最大の理由は、食べ過ぎです。ではなぜ、食べ過ぎてしまうのでしょうか。それは、脳がストレスを忘れたがっているからです。

私はストレスと免疫の研究に取り組んできました。**ストレスにさらされると、脳は、す**

ぐ目の前の快楽に飛びつく性質があることは、研究結果にはっきりと表れてきます。

たとえば、ネズミにストレスを与えると、一種の逃避行動としてエサを食べ過ぎることがわかりました。ストレス発散のために食欲に走るのは、脳には自然なことなのです。

脳は「自分の報酬系を活性化させること」をたえず求めています。人や動物が、欲求が満たされ、あるいは満たされることがわかっている場合、脳の「報酬系」と呼ばれる部分が活性化して「快」の感覚がわきます。たとえば、「おいしい」という感覚を得ると、脳内の特定の部位が興奮し、脳内伝達物質のβ《ベータ》-エンドルフィンやドーパミン、セロトニンなどの「幸せ物質」が増えて快楽中枢を刺激します。脳にとって、この「快」の感覚はなにものにもかえがたい最上の幸福です。その快楽を得たいがために、脳はどんどん「おいしさ」を求めるのです。これが、脳が自分の報酬系を活性化させる、ということです。

「いい人」にぽっちゃり体型の人が多いのは、脳が快楽に弱いからだったのです。

免疫力UP

脳の快楽行動に惑わされない

法則43

「いい人」は食べ放題・飲み放題のお店が好き

「いい人」は自分のストレスを紛らわせるために、食を求め、体を太らせているのです。ぽっちゃり体型は優しさをイメージさせます。これは幻想といってよいでしょう。私は、太っている人ほど性格に二面性を持っていると感じています。太った体の裏には、ストレスを増大させやすい心理が潜んでいます。

先日、ファミリーレストランでランチをしていると、すごい人を見ました。チビ、ハゲ、デブ（失礼！）の三拍子がそろった中年の男性でした。彼は席に座るなり、メインのオーダーをすませました。すると、すかさず立ち上がり、サラダバーへ。この店は、サラダとスープが食べ放題になっています。彼は、大盛りサラダ3皿、スープ3カップをテーブルに並べ、満足そうに眺めました。そこにメインの巨大ステーキが運ばれてきました。

彼は私が見つめていることにまったく気づかず、一心不乱に食べ始めました。まずはステーキを大口で平らげ、次にサラダ皿を右から順番に空っぽにしていき、最後にスープをすべて飲み干しました。

私は自分の食事も忘れて、彼から目が離せなくなりました。こんなにたくさんのものをいっきに食べつくせば、どんなにおなかが苦しいことだろうと思いました。彼の顔からはダラダラと汗が流れていました。しかし、食後の表情は幸福感に満ち、うれしそうでした。

私は彼の生活を想像せずにはいられませんでした。彼の仕事は忙しいけれども、満足感は低いのでしょう。また、心から気を許せる人もいないのだと思います。何か苦悩のようなものを振り払うように、ひたすら食べることに没頭しているように見えました。そんな**食事の瞬間だけ、彼の脳はつらさを忘れ、幸福感に包まれる**のでしょう。

最近、食べ放題・飲み放題のお店がとても多くなっています。いくら食べても飲んでもかまわないこうしたお店は、「いい人」にとって、身近で最高のレジャーになっているのだなと、彼の食べっぷりを見ながら感じた昼時でした。

免疫力UP ストレス発散の矛先を「食」に向けてはいけない

法則44 食でストレス発散すると、イライラが増大する

私はファミレスの彼の食べっぷりを見ながら、昔の自分を思い出していました。彼と同じような食べ方をしていた時期が、私にもあったからです。

私はある会社の要請で、中国で働いている日本人の健康管理を、15年間続けていたことがあります。最初は100人前後の健診を兼ねた健康相談を行っていました。小規模の健診でしたから、仕事のあとは仲間と観光などをしてのんびりと楽しんでいました。

ところが、年々受診者が増えていき、最終的には5000人にも膨れ上がりました。スタッフの数も増えてコミュニケーションを図るのも大変です。受診者からの要望も複雑になって、その対応にも追われました。「いい人」だった私は、スタッフにも受診者にも喜んでもらおうと、中国滞在中、必死にがんばり続けていました。

「先生って、いい人ですね」。そういってもらう私の心は、いつもイライラしていました。

そんな中での楽しみといえば、仕事が終わってからの食事です。質の悪いものをよくあん

なに腸に押し込んでいたな、と思い返すと恐ろしくなります。中国では、再生油や残留農薬の危険があることをわかっていたのに、食欲を止められなかったのです。

満腹になるまで食べると、脳は満足し、ストレスがとれたような気になりました。しかし、**食でのストレス発散の効果は、一時的なもの**でしかありません。脳はすぐに快楽を求め始め、それを満たしてあげないとよけいにイライラを大きくするのです。加えて「また食べ過ぎてしまった」と罪悪感が私を責めました。そんな脳との争いの裏では、胃と腸が泣いたり怒ったりしているようでした。胃酸が逆流して胸焼けが苦しく、胃薬が欠かせないのです。口臭も強くなり、おなかが張ってガスばかり出て困りました。

体は疲れやすく、風邪もひきやすくなりました。免疫力がそうとう落ちていたのでしょう。そのときの私の風貌といえば、赤ら顔で髪の毛は薄く、お腹は飛び出ています。私は、自分の姿を鏡で見るのが嫌いでたまらなくなりました。

免疫力UP 食べ過ぎは免疫力を落とす

法則45

「いい人」をやめれば、やせられる

中国からの帰国後、体調の優れなかった私は、自分で血液検査をしました。すると、血糖値が500㎎／dℓにも跳ね上がっていました。重度の糖尿病です。「医者の不養生」といいますが、人の健康管理をしている私が、恥ずかしくも糖尿病になってしまったのです。

私は、教え子の糖尿病の専門医に主治医になってもらいました。彼は、日本糖尿病学会推薦の「カロリー制限食」を私に指導しました。この食餌療法は、エネルギーの約4割を糖質から摂取しつつ、カロリー計算を徹底的に行うものです。しかし、私の高血糖は改善せず、インシュリン療法を行ってようやく血糖値は正常に治まりました。

「脳の唯一の栄養素は、ブドウ糖」とよくいいます。ブドウ糖が不足すると、イライラして記憶力や思考力が低下するともいいます。私も知的労働者の端くれと自認していたので、「脳に十分な栄養を補給しなければならない」と糖質はきちんととり、全体の摂取エネルギーを抑えることに気を配っていました。

しかし、インシュリン療法により治まったかに見えた糖尿病は、ストレス過度の環境に再び私が置かれたとき、再発しました。このとき、糖尿病をしっかり治さないことにはいずれ命取りになると実感せずにはいられませんでした。

私は再び「いい人」をやめました。現代医学の常識にしたがって治療を行っても、糖尿病を完全に治せないと悟ったからです。「糖尿病は一度なると治らないから、上手につきあっていくしかない」と現代医療の医師はいいます。こんなことを真に受けていては、自分の体が大変です。私は、糖尿病の治療法を示した文献や論文を読みあさりました。

その結果、**自分の腸の声に耳を傾け、腸が願っていることを実践することが、人を真の健康に導く**ことに気づきました。したがうべきは医師など他者の助言ではなく、自分の腸だったのです。腸の声にしたがって食事を変えたところ、私は10キロも体重が減り、再び肥満体になることはなくなったのです。

免疫力UP　腸の声にしたがって食事をする

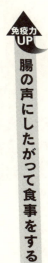

法則46 糖質をとり過ぎると脳細胞が劣化する

オーストラリアのモナッシュ大学にゼーン・アンドリュース博士という神経内分泌学者がいます。アンドリュース博士は、活性酸素の仲間であるフリーラジカル（遊離基）という物質が、食後に食欲を抑える細胞を攻撃していることを発見しました。この現象は、炭水化物や砂糖など糖質の豊富な食事をとると、より顕著になったといいます。

炭水化物や砂糖をたくさん含む食事は、食欲をコントロールする細胞を傷つけてしまうとアンドリュース博士はいっているのです。この部位が劣化すれば、食欲をコントロールできなくなり、「もっと食べたい」という気持ちが大きくなります。

博士は、**成人の肥満の第一の条件は、食欲を抑える細胞の減少にある**としています。また、25歳から50歳までのほとんどの人がこのリスクを持っているといいます。現代の食事は、糖質偏重にあります。主食となる炭水化物や、お菓子や飲み物にたっぷり含まれる砂糖をとり過ぎているのです。炭水化物や砂糖は安価で、簡単に手に入ります。しかも、脳の要求度も高いのです。

「脳の唯一の栄養素はブドウ糖」とよくいいます。ブドウ糖のもととなる糖質は、きちんととらなければいけないといいます。そうしなければ、脳の働きが悪化し、記憶力や集中力が落ちてしまうというのが、一般的な常識です。しかし、これはあやまった常識だったのです。糖質をとり過ぎると、かえって脳細胞を劣化させてしまうのです。

ブドウ糖は「脳の唯一の栄養素」ではなく、「脳の最大の好物」です。脳は、「快」の感情を得たいがために、ブドウ糖を強く要求します。ブドウ糖が届けられると、脳の報酬系は即座に満足します。その快感を得たくて、脳は「もっともっと」と糖質を求めるようになります。そんな欲求にしたがって、炭水化物や砂糖をたっぷり食べていれば、食欲をコントロールする細胞が劣化して食べ過ぎを抑えられなくなり、体は太ってしまいます。脳がいくらほしがっても、25歳を過ぎたら炭水化物や糖質はとり過ぎてはいけないのです。

免疫力UP **25歳を過ぎたら主食やスイーツを食べ過ぎない**

法則47 糖質を控えるとイライラが消える

私が糖尿病を発症したのは、60歳でした。60歳の私は、炭水化物の大食いをしてはいけなかったのです。健康を壊すのはあたりまえのことでした。

私は、たくさんの論文を読み込み、情報を精査して、たどり着いたのが「糖質制限食」でした。糖尿病を克服するには、従来のカロリー制限ではなく、糖質をとらないようにする必要があると、多くの文献により確信したからです。調べてみると、日本でも早くから江部康二先生（高雄病院理事長）が、糖尿病のための食餌療法として実践されていました。

私は「これだ！」と思ったものがあると、自分の体で実験せずにはいられない性格です。炭水化物が豊富な主食は控え、食事の合間の甘い物もやめました。

糖質制限食の最大のメリットは、糖質さえ制限しておけば、あとは摂取カロリーを考えずに食事をしてよいところにあります。従来の糖尿病の食餌療法では、カロリー計算をうるさくいわれるので、食事のたびに勉強をさせられているようで、ストレスを感じました。

しかし、**糖質制限食は、摂取エネルギーを気にせずに食べたいものを食べられる**ので、食事を楽しむことができます。

私は、腸が喜ぶものを積極的に食べるようにしました。週に2回は大好きなステーキを心置きなく楽しみました。するとインシュリン注射なども行わず、わずか2週間で血糖値が正常値にまで下がったのです。中性脂肪も減り、善玉コレステロールの値は増えました。

何よりもうれしかったのは、イライラ感の強かった私の心が穏やかになったことです。糖質をとるとブドウ糖がいっきに血液中に流れ出すため、血糖値が急上昇します。その反動により、次に乱降下します。このときに精神が不安定になります。「キレやすい」精神状態が築かれるのです。その衝動を抑えたくて脳は糖質を要求し、欲求が満たされるとイライラが収まるので、また糖質を食べてしまう、という繰り返しが起こるのです。糖質制限食には、この負のスパイラルを断ち切り、気持ちを穏やかにする効果もあったのです。

免疫力UP 食事に必要なのはカロリー計算ではない

法則 48

40代までは「糖質制限」してはいけない

糖質制限食は50歳以降の人にはよい健康法です。ただし、50歳未満の人はやってはいけません。理由は、体がエネルギーをつくり出すシステムにあります。

ちょっぴり難しい話になりますが、大切なことですので、ゆっくり読んでみてください。

私たちの体は、二つのエネルギー生成系を持っています。たとえるならば、人体はハイブリッドエンジンで動いているといえるでしょう。一つは「解糖エンジン」で、もう一つが「ミトコンドリアエンジン」です。解糖エンジンとミトコンドリアエンジンは互いに助け合いながら稼働しています。このうち、若いころには解糖エンジンがメインで動いているのですが、50歳ごろにミトコンドリアエンジンに切り替える必要があります。

解糖エンジンは糖質を使ってエネルギーを産生するエンジンで、瞬発力に優れています。ただ、エネルギー効率はよくないので、糖質をたくさん必要とします。若いころは体が機敏に動き、少々食べ過ぎても太らないのは、解糖エンジンがよく動いているからです。

一方の**ミトコンドリアエンジンは、酸素を使って効率よく持続的にエネルギーを産生するエンジン**です。50歳を過ぎると機敏性は失われますが、一つのことを集中してじっくりと行うことのできる持久力がつきます。ミトコンドリアエンジンがメインになるからです。

ミトコンドリアエンジンは、高機能のエネルギー生成系で、これをうまく稼働させられれば、人は長生きできます。ところが、高機能がゆえに、解糖エンジンがフル稼働してしまうと働きが乱され、酸素を活性酸素に変えてしまうのです。活性酸素は、健康な細胞をがん細胞に変える原因物質の一つであるだけでなく、あらゆる病気の原因ともされています。だからこそ、50歳になったら、病気予防の観点から糖質は控えたほうがよいのです。

しかし、解糖エンジンをメインで動かしている若い人が糖質制限食をしてしまうと、エネルギーの原料が入ってこなくなります。体を動かすエネルギーが不足すれば、健康は維持できません。こうした理由から、若い人は糖質制限食をやってはいけないのです。

免疫力UP

50歳になったら糖質制限を始める

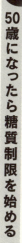

法則 49

「いい人」は流行のダイエットにすぐに飛びつく

先日、30代の女性が「糖質制限をやりました」と話しかけてきました。私がやっていると聞いたからのようです。ところが、「イライラしてとても続かなかった」といいます。糖質制限食を始めて、わずか2カ月間で10キロも体重を落としたのですが、イライラを抑えきれずに糖質制限をやめたとたん、7キロも太ってしまったとのことでした。

「やせたい」という思いが先走り、物事の善し悪しを自分の目と体で確かめず、**流行の健康法やダイエットに飛びつけば、必ずリバウンドがやってきます。**私の知り合いの女性は、新しいダイエットが流行するたびに飛びつき、挫折し、リバウンドを繰り返し、トータルで10キロも太ってしまったそうです。

ダイエットブームは、夏前と年末年始の年2回やってくるそうです。薄着になる前にやせておきたいという心理と、年末年始の暴飲暴食で太った体を戻したいという心理が働くからですね。この時期に本屋へ行けば、目新しいダイエット本が並んでいることでしょう。

年2回のダイエットブームを好機ととらえ、ヒット本を出そうと出版社の意図が働くからです。この時期に本屋に出かけていって、「なんだか効きそうだ」との軽い気持ちで最新のダイエット本を買ってくるのも「いいカモ」、失礼しました、「いい人」のやることです。

50歳を過ぎた人は、糖質の摂取量を減らせば体重は自然と落ち、中性脂肪やコレステロール値も落ち着いてきます。目新しいダイエットなどする必要はありません。

25歳から40代の人は、糖質は必要ですが、血糖値を急激に上げるようなものをとり過ぎていると、「ブドウ糖をもっとくれ～」という脳の欲求を抑えきれなくなって、太ってしまいます。ですからこの年代の人たちに必要なのは、血糖値を急上昇させない糖質です。

具体的には、食物繊維を豊富にあわせ持つ、玄米や五穀米、全粒粉《ぜんりゅうふん》のパン、十割そばなどです。主食をこうしたものにかえ、砂糖たっぷりのスイーツをやめれば、脳細胞は正常に戻り、体重も自然と適正値まで減っていくはずです。

免疫力UP 食物繊維で、脳を上手にコントロールする

法則50 「いい人」は三日坊主になりやすい

「白米や甘い物をやめなさい」と突然いわれても困ってしまう人が多いでしょう。食物繊維をすべてそぎ落としてしまった、**白く精製された炭水化物や砂糖は、血糖値を急上昇させやすい**性質を持ちます。血糖値が急上昇するということは、血液中にブドウ糖がいっきに放出されるということ。当然、脳へもブドウ糖が一度に大量に送られるため、脳の依存性を高めます。だからこそ、白米や白い小麦粉でつくったパンや麺類、砂糖たっぷりのスイーツはおいしく感じられ、簡単にはやめられないのです。

私ももともとは白いご飯も甘い物も大好きでした。ですから、「やめましょう」といわれたときの残念な気持ちはよくわかります。**どんなによい健康法もストレスのもととなれば、免疫力を落とす**原因にしかなりません。それは糖質制限食であっても同じです。

ストレスなく健康法を継続するには、**何ごとも「ほどほど」で満足すること**です。「いい人」は何事も完璧に行おうとするから、すぐにつらくなって続かないのです。三日坊主になりやすいのは、「完璧にやろう」と目標を高く持ちすぎるからです。

たとえば、50歳以降の人で、食事に主食がないのは寂しいというのならば、玄米や五穀米など食物繊維がたっぷりの全粒穀物を小さなお茶碗に1杯だけ食べるとよいと思います。脳はだまされやすい臓器です。体によい主食を形だけ食べてあげれば、脳は満足します。脳が満足すれば、「もっと欲しい」と欲求してくることはなくなります。私も主食を完全にやめるのは寂しいので、昼食に小さなお茶碗に半分だけ五穀米を大事にいただいています。

甘い物を食べたくなったときも同じようにするとよいでしょう。「食べたい」と思うものがあったら、食べたらよいと思います。ただ、1口か2口でやめます。1口食べれば脳は満足します。満足したらそこでやめます。残ったものがもったいないのならば、周りにいる人にあげてしまえばよいのです。

何ごとも「ほどほどに」が継続の秘訣。楽しんで実践してこそ、免疫力は高まるのです。

免疫力UP

「ほどほどに」できたら満足する

法則 51

腸内細菌にとって「いい人」になると、やせる

免疫を高めて、体重を適正値まで落とすには、腸の大好物を食べてあげることも大事です。**腸の一番の大好物は、食物繊維**です。若い人はもちろん、50歳以降の人にも、玄米や五穀米などの全粒穀物をおすすめする最大の理由は、食物繊維の豊富さにあります。

食物繊維には、**水に溶ける水溶性**のものと、**水に溶けない不溶性**のものがあります。

水溶性の食物繊維は、腸内細菌の大好物です。腸内細菌の数と種類が多くなるほど、免疫力は高まりますから、腸内細菌には積極的にエサをあげることが大事なのです。それには水溶性の食物繊維を意識して食べることです。

この栄養素は、昆布やワカメなどの海藻類に含まれています。いんげん豆や小豆、大豆、ひよこ豆、えんどう豆などの豆類も積極的に食べましょう。エシャロットやニンニク、ゴボウ、キャベツ、アボカド、梅干しにも豊富です。**とくにおすすめなのは、納豆やオクラ、モロヘイヤ、里芋などのネバネバ食品**です。

一方、不溶性の食物繊維は、植物の細胞壁をつくっている物質で、とても強い繊維です。水溶性のように水には溶けないものの、水分を吸収して膨らむ性質があります。その強い繊維と膨張性によって、腸内にたまった食べカスや腸内細菌の死がい、腸粘膜の死がいなどをからめとりながら、便を大きくしてくれます。毎日大きな便をしていれば、腐敗物質がたまることなく、腸は気持ちよく働けます。また、腐敗物質のたまった腸では、悪玉菌が異常繁殖して毒素を発生しますが、食物繊維が豊富な腸では、悪玉菌は病原体をやっつけたり、食物繊維を分解してビタミン類を合成したり、よい力を発揮するのです。

不溶性の食物繊維は、玄米などの全粒穀物のほか、豆類にも豊富です。シソやパセリ、ニラなどの香味野菜やキノコ類、カンピョウや切り干し大根などの乾物にも含まれます。

免疫力を上げるには「いい人」をやめることですが、腸内細菌に気をつかう「いい人」にはどうぞなってあげてください。そうしていれば、免疫力がグングンと上がるはずです。

免疫力UP

二種類の食物繊維を意識してとる

法則 52

「ダイエットのため」と人工甘味料に頼らない

腸内細菌には、もう一つ大好きなものがあります。それは、糖です。実は、腸内細菌も甘い物が大好きなのです。ただし、腸が好きなのは、炭水化物や砂糖に豊富なブドウ糖ではありません。**腸内細菌の大好物は、オリゴ糖**です。オリゴ糖は、バナナやハチミツ、大豆、玉ネギ、ゴボウ、ニンニク、トウモロコシなどに含まれています。

日本栄養・食糧学会では、オリゴ糖とビフィズス菌の関係を調べました。毎日オリゴ糖を摂取することで、善玉菌の代表格であるビフィズス菌の数がどのように変化するのか実験したのです。オリゴ糖を摂取する以前は、ビフィズス菌は約18％でした。ところが、1週間後には約40％、2週間後には約46％にも増えました。

ところが、オリゴ糖の摂取をやめると、わずか1週間で、もとの状態に戻ったということです。善玉菌が優勢の腸内環境を築くには、オリゴ糖を毎日とることが大事なのです。

腸内細菌の繁殖をサポートする糖は、他にもあります。キシリトールやソルビトール、マンニトールなどの糖アルコールと呼ばれる種類のものです。

キシリトールはイチゴやカリフラワー、ホウレン草、玉ネギ、ニンジン、レタス、バナナに豊富です。ソルビトールはリンゴやナシに、マンニトールは昆布に含まれます。

なお、これらの**糖質は、食事から自然な形でとること**を大事にしましょう。最近は多彩な人工甘味料が売られていますし、ペットボトル飲料を始め、多くの食品に含まれます。

人工甘味料は、砂糖よりもエネルギー量が少ないため、痩身効果があるといわれます。ゼロカロリーやカロリーオフをうたう飲食物には、ほぼ人工甘味料が使われていると考えてよいでしょう。しかし、白く精製し、食物繊維を不自然にそぎ落としているような糖質は、解糖エンジンを無用に動かすため、体によくありません。加えて、人工甘味料には免疫力の低下や内臓諸器官に悪影響を招くものもあります。「ダイエット効果」という言葉にのせられて人工甘味料をとるのも、「いい人」が陥りがちなあやまった健康法です。

免疫力UP オリゴ糖を含む自然な甘味料を使う

法則 53
太っている「いい人」の腸内細菌には特徴がある

他者にとっての「いい人」をやめ、腸にとっての「いい人」になることが、免疫力を高める最大ポイントです。腸にとっての「いい人」になれば腸内細菌の多様性も高まります。ぽっちゃり体型の「いい人」は腸内細菌の多様性が乏しく、特定の菌類が増えていると考えられます。「水を飲んでも太ってしまう」と感じているならば間違いないでしょう。

通常、腸内細菌は「善玉菌」「悪玉菌」「日和見菌《ひよりみ》」の三つのタイプに分けて語られています。しかし、近年の遺伝子研究の発展により、腸内細菌も遺伝子解析されるようになり、これまで知られていなかった細菌の存在が次々に明らかにされています。

最新の検査では、「フィルミクテス門」「バクテロイデス門」「プロテオバクテリア門」「アクチノバクテリア門」の順番で、腸内細菌群の数が多いことがわかりました。従来の分類に便宜上当てはめれば、フィルミクテス門とバクテロイデス門は日和見菌、プロテオバクテリア門は悪玉菌、アクチノバクテリア門は善玉菌に属することになるでしょう。

免疫力UP 太りにくい腸内細菌を増やす

科学雑誌『ネイチャー』（2008年）には、肥満の人とやせている人では腸内細菌叢《そう》の勢力図が違っていることが報告されています。**肥満者の腸内環境はフィルミクテス門の細菌群が優勢で、やせている人はバクテロイデス門の細菌が優勢**でした。

近年の多くの研究により、この腸内環境の違いが体型に大きな影響を与えていることがわかってきています。フィルミクテス門の細菌は、低食物繊維・高カロリー食を好む特徴があります。また、人が食べたものから脂肪を強力に回収して宿主に送る性質を持っています。つまり、太りやすいものを食べていると、人を太らせる腸内細菌ばかりがどんどん増え、その細菌が必要以上に脂肪を体に送り込んでくるのです。しかも、フィルミクテス門の細菌群は日和見菌ですが、悪玉菌に味方する傾向があります。この菌が腸内にて異常繁殖すると、肝臓がんになりやすいこともわかっているのです。

太っている人ほど病気になりやすいのは、腸内細菌がおおいに関与していたのです。

法則 54

「ながら食べ」「1人メシ」は太りやすい

第1章で、ランチをワンコインですませているような「いい夫」は早死にしやすいことを話しました。反対に、セレブランチを楽しむ妻たちは長生きできることでしょう。**免疫力を高めるには「何を食べるのか」とともに、「誰とどのように食べるのか」も大切**です。

人の体には、「白色脂肪細胞」と「褐色脂肪細胞」という異なる機能を持った脂肪細胞があります。白色脂肪細胞は、脂肪を蓄えるための細胞です。この細胞に脂肪が蓄えられると数倍にも膨らみ、さらに脂肪が入ってくると細胞分裂して数を増やします。肥満の体は、白色脂肪細胞がパンパンに膨らみ、細胞分裂を繰り返すことによってつくられます。

一方、褐色脂肪細胞は、脂肪を燃焼させる働きを持つ細胞です。この細胞が活動力を高めると、運動などをしなくても脂肪がどんどん燃やされます。肥満を解消するには、褐色脂肪細胞の働きを活性化させることも大事なのです。

褐色脂肪細胞は、「おいしい」「楽しい」「嬉しい」など「快」の気持ちとともに、笑いながら食事をしているだけで働きます。**大好きな人と談笑しながら食事をしていると、体温が上昇**します。食事中に体がぽかぽかと温かくなってくるのは、**体の燃焼率が高まって**いる証です。こんなときには、食べている最中から褐色脂肪細胞が働いて、**脂肪を燃やしてくれている**のです。

反対に、満腹感を得るためだけにするような食事は白色脂肪細胞を活性化させます。「いい夫」たちが慎ましくするワンコインランチは、白色脂肪細胞を働かせてしまう悪い例です。1人寂しく、早食いで、ご飯をかき込むような食べ方は、人を太らせます。また、「ながら食べ」もいけません。「仕事をしながら」「本やテレビを見ながら」という食べ方は、食事に意識が向いていないため、褐色脂肪細胞が働かず、太りやすくなります。

イライラや不満、不安を感じながらの食事も禁物。**ストレスを感じながら食事をすると、おなかが急激に張ってくる**でしょう。これは腸内にて悪玉菌が異常繁殖を始めた証です。

免疫力UP 好きな人と食事をすると太らない

法則55 長寿者は「食事の雰囲気」を大事にする

聖路加国際病院理事長の日野原重明先生は、１０３歳になられてなお現役の医者として活躍されていることで有名です。私は年に何度か日野原先生にお会いします。私が社外取締役をしている会社のトップが日野原先生だからです。

日野原先生は、みなさんもご存じのとおり、とてもすばらしい方ですが、「いい人」ではありません。他人の目を気にして、「あるがまま」を押し殺すようなことはまったくされません。いつもご自身が大事に思われていることを、持ち前の行動力にて積極的に実践されています。その人生経験豊富な重みのある言葉が、私たちを魅了するのです。

日野原先生は長生きの秘訣をいろいろ語られていますが、一番効果的なのは、ときどきかわいい女性たちと洒落たレストランで食事をすることだと、私は分析しています。先生がとてもモテていてうらやましいので、あるとき、お願いしてみました。

「楽しい食事会に、たまには私も参加させてください」

そうしたら日野原先生はこう答えられました。

「ダメだ。藤田がまざったら、私の免疫力が落ちる」

私は「免疫力を高める食事のしかた」についてお話しするとき、このエピソードをよく使わせていただいています。100歳を超えられた日野原先生も、「大好きな人と、楽しく、笑って食べる」という環境を、ときどき自ら意識して整えられているのです。

家族と暮らしている人は、家族と談笑できるような話題を、みんなで1日一つずつ持ち寄って夕食時に披露することから始めてはいかがでしょうか。そう心がけるだけで、1日の過ごし方もきっとかわってくるはずです。1人で食事をすることの多い人は、ときどきでよいので、気の合う人を誘って楽しく笑いながら食事をできる機会を自らセッティングすることです。洒落たレストランで良質の雰囲気を味わうことも、たまにはよいでしょう。免疫力アップのためだと思えば、そこにかけるお金と労力は決して高くはないはずです。

免疫力UP

たまには洒落たレストランで食事をする

太らない健康な体をつくる！
3カ条

1

50歳になったら
糖質制限食を始める

2

食物繊維とオリゴ糖は
たっぷりと

3

食事は大好きな人と
笑って楽しく

第5章

「いい人」をやめると、おなかから健康になる

法則 56 「いい男」「いい女」との結婚が幸せとは限らない

私の弟子には運の「いい男」がいます。美しい看護師の女性を射止め、スピード結婚したのです。彼女は男を簡単に寄せつけない神秘性があり、私たち医者のあこがれでした。

彼女が「ついに結婚する」と噂が流れてきたときには、「相手はどんなにすごい男だろう」とワクワクしたものです。ところが、彼女が結婚した相手は、ハンサムとはいいがたく、どちらかというと影の薄い、ヒョロヒョロッとした色白の男でした。

結婚後まもなく、彼は相談があると私を訪ねてきました。「妻の行動に困っている」というのです。彼が帰宅すると、彼の服を全部脱がせて風呂場に連れていくというのです。

「あの美しい奥さんがそんなことをするんだ。積極的で、エロっぽくていいね～」

「先生、とんでもないですよ。彼女は、私をきたないっていうんですよ。着ているものはすべて滅菌消毒され、私はシャワーを頭からかけられながら、ゴシゴシ洗われるんです」

「いいじゃないの。そのあとは、あのきれいな奥さんとすぐに抱き合えるのだから……」

「それもとんでもないですよ。彼女はセックスをきたないっていって、ぼくたちは一度もしていないんです！」

彼は半べそをかきながら、私に反論してきました。

最近では、奥さんの手洗いの回数がすごくなってきたといいます。自分の家なのに、何かを触れたら何回もていねいに洗わないといられないというのです。手を洗っている最中に電話がかかってくると、もう大変です。

「どこまで洗ったか、わからなくなっちゃった！　もう、ノイローゼになりそう！」

ヒステリックな妻の声を聞いていると、身が細る思いだとつぶやく彼の体は、ますますヒョロヒョロと影が薄くなって見えました。

どんなに美しい女性と結婚できても、それが男の幸せに結びつくかどうかはわからないものだなと、彼の泣きべそを見ながらつくづくと感じました。

免疫力UP 潔癖症は人も腸も幸せにしない

法則 57

「いい人」は便座を拭いてから座る

教え子の奥さんは、おそらく強迫性障害という心の病にかかっているのでしょう。自分の意思に反し、頭に浮かんでは払いのけられない思いを、「強迫観念」といいます。また、特定の行動をせずにいられなくなることを「強迫行為」といいます。**強迫性障害とは、自分でもつまらないことだとわかっているのに強迫観念に襲われ、強迫行為を繰り返してしまう、心の病気**のことです。

潔癖症も強迫性障害の一つに加わります。「見知らぬ人が触れたものは不潔に感じる」「手に細菌がつくと、体全体が細菌に侵されていくようだ」などの思いから、何度も手洗いをし、人とふれあうことなどをできるだけ避けようとします。

たとえば、外出先のトイレに入ることに嫌悪感を覚え、便座にはペーパーで一度拭いてからでないと座れず、トイレのドアノブや水道の蛇口に触れるのがイヤだと感じるのならば、それはもう立派な潔癖症です。

最近では、潔癖症をカミングアウトする芸能人も増えてきています。きっと、身近なところにも、数人はいるはずです。むしろ、「どこのトイレにも平気で入れる」という人のほうが少ないかもしれません。

程度の差はあるにしても、なぜ、日本人はこんなにも潔癖症が多くなってしまったのでしょうか。それは第1章の冒頭でお話ししたように、日本人の大半が「いい人」だからです。コマーシャルやテレビ番組に不安をあおられ、「バイ菌はキタナイもの」「コワイもの」という漠然としたイメージを脳に刷り込まれてしまいました。

加えて、親のしつけも見過ごせません。幼いころから、一番大切な存在である親に、バッチイものに触ることを叱られ、ことあるごとに手洗いを強要されていると、目に見えないほど小さな細菌類に恐怖感を覚えるようになります。しかし、潔癖症は決して人を幸せにはしません。そして、たびたびおなかをこわす弱い腸をつくってしまうのです。

免疫力UP

どこのトイレにも入れるようにしておく

法則 58 ウンコやオシッコより、口の中のほうがキタナイ?

身の回りにいる雑多な菌と仲よくおおらかにふれあうことが、免疫力を高めるには不可欠です。日常的に「チョイ悪菌」が入ってきてこそ、免疫力は闘う力を強めることができ、腸内細菌は数も種類も豊富に保たれるからです。

ですから、潔癖症であることはやめたほうがよいのです。潔癖症は免疫力を落とすだけです。重度の潔癖症を治すために、大勢の人が使用する公共のトイレを素手で掃除させるという方法を聞いたことがあります。荒療治ですが、「世の中でもっともキタナイ場所を、素手でさわっても、体に異変は起こらない」ということを、身をもって体験できれば、細菌を恐れる気持ちは消えていくのでしょう。

「そんなことできない」と思うならば、まずは公共のトイレに入って、便座を拭かずに座ってみてください。体にはなんの異変も起こりません。安心して用をたしましょう。

そもそも、私たちの排泄器から出るウンコもオシッコもそんなにきたないものではありません。ウンコの60％は水分、20％は腸内細菌とその死がい、15％が腸粘膜細胞の死がい、残り5％が食べカスです。腸内細菌も腸粘膜も私たちの腸にいて健康を促進してくれている存在ですし、水分や食べカスは私たちが口から入れたものです。

また、**出されたばかりのオシッコは、完全な無菌**です。細菌は一つもいないのです。「バイ菌がいるか、いないか」がきたなさの指標となるのだとしたら、オシッコはこの世でもっともきれいなものだといえるでしょう。

この理論で話をすれば、世の中で**もっともきたないところは「口の中」**となります。口の中には、さまざまなバイ菌がたくさん棲んでいます。トイレの便座よりたくさんの菌がいます。キスは平気でするけれども、トレイの便座に座るのは躊躇する。そんな日本人は、なんだかヘンではないでしょうか。日本人の潔癖症は、繰り返しますが、テレビなどの映像によってつくられたイメージによるものです。実体はないのです。

免疫力UP ウンコもオシッコも、そんなにきたないものではないことを知る

法則59 「いい人」はオナラが人一倍くさい

日本人の大便に大きな変化が起こっています。戦前の日本人は、1日350〜400グラムもの大便をしていました。バナナ1本をだいたい100グラムとすれば、バナナ4本分ものでっかいウンコをしていたのです。

ところが、現代日本人の1日の大便量は、平均して150〜200グラムにまで減っています。大便の量が少ないということは、大便の主要構成体である腸内細菌も減っているということです。今の日本人の腸内細菌量は、戦前の人たちのおよそ半分にまで減ってしまっていると考えられるでしょう。

私は、腸内細菌の研究をするために、世界各国から膨大な数の大便のサンプルを集めています。なかには、クサイものにたくさん触れてきた私でさえ、「ウッ」と鼻を押さえたくなる大便もあります。そんな大便を出しているのはほとんどが日本人。便秘がちで小さな大便ほど臭うのは、腸内細菌の総数は減っているのに、大腸菌などの悪玉菌ばかりが著しく増えて、腸内バランスが大きく乱れているからなのです。

便秘がちであったり、下痢がちであったり、正常な排便のない人は、ほとんどが「いい人」です。そして、潔癖症です。ストレスがたまっていると便通は安定せず、潔癖症ゆえに身の回りの菌を排除する生活が、腸内細菌の繁殖を滞らせてしまうからです。だから「いい人」はいつもおなかが痛く、張りやすく、臭いオナラがたくさん出るのです。

では、正常な大便とはどのようなものでしょうか。

「量はバナナ3本分、便切れが爽やかで、練り歯磨きか味噌の硬さ、黄褐色《おうかっしょく》でにおいは微《かす》か、水にゆっくりと沈む」という状態のものです。バナナ4本分の特大サイズが出ればパーフェクトでしょう。

こんな理想の大便が毎日出ていれば、おなかが痛くなることもありませんし、病気も遠ざかります。腸内細菌が元気で、免疫力が最高の状態に整っている証だからです。

免疫力UP 便の状態で腸の健康がわかる

法則 60

「いい人」は「おなかの風邪」をひきやすい

身の回りの細菌を嫌い、自分が触れるものすべてにアルコール殺菌を行い、不快だと感じる生き物を排除していると、自分の身にどんなことが起こってくるかご存じでしょうか。

まず、腸内細菌が減ります。免疫力も低下します。そのことがもっともわかりやすい形として表れてくるのが、「おなかの風邪」すなわち胃腸炎を起こしやすくなることです。

ここ数年、冬になるとインフルエンザとともに大流行するのがノロウイルス感染です。ノロウイルスは小腸の粘膜で増殖するウイルスで、強い感染力を持つとして恐れられています。2002年に国際ウイルス学会にてこの名がつけられたため、比較的新しい感染症だと思われている方も多いでしょう。

しかし、「ノロウイルス」と命名されたのが最近なのであって、このウイルスはもともと日本にいたものです。それが今になって注目されているのは、これに感染・発症する人が多くなっているからです。

腸内細菌叢がしっかりと形成され、免疫機能が正常に稼働していれば、ノロウイルスが腸に入ってきても発症はしません。**腸内細菌や免疫細胞は、腸にウイルスなどの病原体が侵入してくると連携して働き、これを駆除**します。また、腸内細菌には腸の粘膜細胞を正常に働かせる役目も持ちます。小腸粘膜は、毎日大変な働きを行っているため疲弊しやすく、人体の細胞の中でもっとも短命です。わずか1日という寿命の短さです。その生まれ変わりの際、新しい細胞の誕生に力を貸しているのが腸内細菌なのです。

つまり、ノロウイルスが小腸粘膜に棲みつこうとしても、腸内細菌叢がバランスよく数も豊富に築かれていれば、ウイルスに小腸粘膜をのっとられることなどないのです。感染時にたまたま体調を崩していたり、ストレスを抱えていたりして免疫力が落ちていれば、発症することもあるでしょう。しかし、重症化はせず、すぐに快復するはずです。腸内細菌がしっかりしていれば、ノロウイルスは恐れるに足りない「チョイ悪菌」なのです。

免疫力UP ノロウイルスくらいでうろたえない

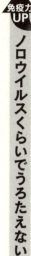

法則 61
ノロウイルスは腸内細菌力のバロメータ

ノロウイルスの潜伏期間は24〜48時間、主な症状は下痢や嘔吐、吐き気、腹痛で、発熱することもありますが、多くは38度以下でおさまります。

下痢と吐き気の症状が強く出るため、発症時には苦しい思いもするでしょう。そのときには水分をしっかりとって、安静にして寝ていることです。そうすれば、早ければ1日、長くても3日以内にはほとんどが快復します。ノロウイルスそのもののせいで、命を落とす心配はありません。

ノロウイルスによる発症時に問題となるのは、下痢や嘔吐のために脱水症状を起こしやすいことです。水分がどんどん出ていってしまうのに、吐き気が強いため、水分をとることもつらくなってしまうのです。この脱水症状は命にかかわる問題です。

こうして冷静に判断してみれば、ノロウイルスに感染しても、大騒ぎするような問題ではないことがわかります。発症したら、水分をとって、出すものを出して、しばらく寝ていれば治ってしまう病気なのです。

脱水症状を防ぐには、水を一口ずつチビリチビリと飲むこと。腸の働きが弱っているときに、コップ1杯をいっきに流し込めば、腸が拒否反応を起こして吐き出してしまって当然です。弱っている腸を優しくいたわるつもりで、チビリチビリと水分をとってください。

また、発症時にはスポーツドリンクや経口補水液がよいといいますが、スポーツドリンクには糖分がたくさん含まれていますし、経口補水液はおいしい飲み物ではないので気分の悪いときには受けつけないことも多いでしょう。脱水症状は水分と一緒に塩分が出ていってしまうことが問題です。つまり、**水と一緒に塩をちょっとなめておけばよい**のです。昔ながらの、添加物の含まれない手づくりの梅干しがあればもっとよいと思います。

ノロウイルスを発症するということは、腸内細菌と免疫力の状態が整っていないことを表しています。発症したら「私もまだまだだな」と思っておとなしく寝ていましょう。

免疫力UP ノロを発症したら、こまめな水分補給と塩

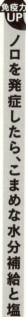

法則 62
「いい人」は生ものを食べてはいけない！

日本人はノロウイルスを嫌うのに、生ガキは大好きです。これもおかしなことです。

ノロウイルスの感染源の一つは、生ガキです。ノロウイルスはカキなどの二枚貝に棲息し、人の手指を介して感染します。生ガキを食べても症状が出ずに、保菌者となって他人に感染を広げてしまうこともあります。保菌者となっていることに無自覚のまま、手指を介して他者にどんどんうつしていってしまうのです。しかし、冬の味覚として愛されている生ガキですから、「下痢をしてでも食べたい！」という人は多いのでしょう。

第1章にて、「いい人」はクイズ番組などのバラエティや情報番組を好むとお話ししました。加えて、グルメ番組や旅番組もよく見ています。タレントたちが生ガキをツルッと口にすべらせ、「あまくておいしい〜」と歓喜の声をあげているのを見ると、ノロウイルスの存在など忘れて、自分も食べたくなるのです。

生ガキに限らず、日本人はとにかく生ものを好みます。しかし「いい人」こそ、むやみに生ものを食べてはいけません。生ものには、免疫力が弱っている人には悪さをする病原体が少なからずくっついているからです。

たとえば、生ガキにはノロウイルスがいます。生卵にはサルモネラ菌がいますし、生肉にはカンピロバクターがいます。ふだんよく口にされている魚介のお刺身も安心とはいえません。腸炎ビブリオという菌やアニサキスという寄生虫がいることがあるからです。

いずれも人に胃腸炎を起こさせる、ありふれた菌たちです。こうした**菌の感染を防ぐには、食材の加熱がいちばん**です。胃腸炎を起こす菌や寄生虫の多くは、加熱処理によって死んでしまうものだからです。

バイ菌を怖がるならば、生ものを控えるべきです。生ものを食べたいのならば、ふだんから**身の回りのチョイ悪菌と仲よくして、腸を鍛えておくべき**です。そんな努力もせずに、生ものを好きなように食べるのは、わがままな人間のすることです。

免疫力UP 生ものが好きなら、日ごろから腸を鍛えておく

法則63

ストレス性の下痢は、この習慣で治す

最近、悪いものを食べたわけでもないのに下痢を繰り返す人が増えています。

朝の通勤ラッシュ時、おなかがキュルキュルッと痛くなってきて、途中下車をしてトイレに駆け込む人たちです。毎朝、決まっておなかが痛くなるので、駅間の短い各駅電車にしか乗れません。こうした症状を俗に「各駅停車症候群」といいます。

たびたび下痢でつらい思いをするので、腸に何か悪い病気でもあるのではと不安になる人も多いでしょう。しかし、各駅停車症候群の場合、原因は腸にはありません。脳です。脳がストレスを感じているために、それがダイレクトに伝わって、腸が過敏に動き出してしまうのです。

こうした下痢は、ストレスを感じる場面でたびたび起こります。人前で何かを発表する前や、大事な行事の前におなかが痛くなるのも、ストレス性の腹痛です。「またおなかが痛くなったらどうしよう」という不安も下痢を起こします。ラッシュ時に下痢になるのは、脳が過度のストレスを感じているためです。
私は、ときには下痢くらいしたほうがよいと考えていますが、ストレス性の下痢は早く治したほうがよいと思います。チョイ悪菌を飲み込んで起こる下痢は、免疫細胞や腸内細菌が闘って、腸がチョイ悪菌を早く追い出してしまおうという表れです。この下痢は、免疫力の強化につながります。これに対して**ストレス性の下痢は、脳の異常な信号が腸の働きを過敏にして起こす**症状です。毎日のように下痢を繰り返していると、腸内バランスが乱れて、悪玉菌優勢の腸になりやすくなってしまうのです。

各駅停車症候群の治し方は、第一に**いろんなことを先走って心配し過ぎないこと**。「いい人」はストレスを生みやすい心の持ち主です。「おなかが痛くなったらトイレに行けばよい」「下痢もオナラも万人がするもので、恥ずかしくない」と、ストレスを生み出す思考を改め、腸内細菌の喜ぶ食事を1日3回心がけていれば、症状は治まっていきます。

免疫力UP　心と腸の両面からアプローチする

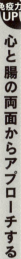

法則64

便秘になったら、まずは朝にこの工夫を

各駅停車症候群は、正式には「過敏性腸症候群」といいます。過敏性腸症候群には、下痢を繰り返すタイプと慢性的な便秘症になるタイプがあります。下痢症は男性に多く、便秘症は女性に多い傾向があります。

男性が下痢症になりやすいのは、前の晩の食事もおおいに関係しています。アルコールの飲み過ぎや食べ過ぎは消化不良を起こし、翌朝、腸の働きを過敏にしてしまうのです。

とくによくないのは、腸を冷やす飲み物や食べ物です。夕食には、冷たいアルコールはほどほどにして、体を温めるものを飲むとよいでしょう。私もビールは最初の1杯だけにして、もっと飲みたいときには焼酎のお湯割りか赤ワインを選びます。また、生サラダを食べるのは朝か昼にして、夜は温野菜や鍋料理にして食物繊維をとるようにしています。

過敏性腸症候群になる人が急増しているため、治療薬の開発も進んでいます。しかし、まずは薬に頼らず、自分の生活と考え方から変えていくことです。私は通勤ラッシュ時に

は好きな本に没頭して自分の世界に入り、不快感から気をそらすようにしています。また、夜の暴飲暴食をやめることも大事です。これだけでほとんどの人が改善に向かうでしょう。

一方、女性に便秘症が多いのは、女性ホルモンの作用が関係しています。女性ホルモンの一つである黄体ホルモンには、大腸が便を移動させる蠕《ぜん》動《どう》運動を抑えてしまう働きがあります。そのため、黄体ホルモンの分泌量が増える排卵時から月経時の間、女性は便秘になりやすくなるのです。

とはいえ、女性が便秘になるのも、ストレスのしわざが大きいのです。「朝は忙しくてトイレに行っている暇がない」といって便意を逃し、便秘になるケースも決して少なくありません。水分の摂取量が減っても便秘になります。**便秘症の人は朝起きたらキリリと冷やした硬度の高い水を1杯**飲み、外に出て、朝陽を浴びながら深呼吸を大きく5～6回繰り返す習慣を持ってみてください。

免疫力UP

朝陽を浴びながら深呼吸を繰り返そう

法則 65
便秘薬に頼らず、気持ちよくスコーンと出す方法

「便秘薬を手放せない」という女性は大勢います。「下剤を飲まなかったら、私はフン詰まりで死んでしまう」と嘆く女性も少なからずいます。私は便秘になった経験がないのですが、出ない苦しみもとてもつらいことだと思います。だからといって便秘解消のために下剤を常用するのは、製薬会社にとっての「いい人」になるだけです。

便秘は加齢とともにひどくなる人が増加します。男性にも多くなります。腸の老化によって動きが悪くなってしまうからです。全国の施設で暮らす高齢者のうち、約7割が「下剤漬け」になっているというデータもあります。

下剤の最大の弊害は、常用していると、脳が便意を感じにくくなってしまうことにあります。通常、食べたものが便となって肛門へ押し出されていくとき、腸では、内容物を前へ前へ送ろうとする蠕動運動が起こります。この蠕動運動の刺激が脳へ伝わると、人は便意を感じるのです。排便にはこの「ウンコを出したい！」という感覚が不可欠です。この

便意が起こらなければ、人は排便できません。

下剤の多くは、薬の作用によって腸を動かし、便意を起こします。そのときに生じる便意とは、腸が起こすものよりも強力です。このため、薬に頼っていると、自然な便意を脳が感じにくくなってしまうのです。そうなると、下剤を服用しなくては便意が起こらなくなり、便秘はますますひどく、薬を手放せなくなります。

なお、「便秘症の人は口臭がきつい」とよくいいますが、これは本当のことです。便秘になると悪玉菌が異常繁殖して、腸内にてガスが大量に発生します。そのガスは肛門からも出ていきますが、口にも上がってきてしまうのです。

便秘も生活改善にて治すことです。必要なのは大便のもとになるものをとること。第一に十分な水分補給、第二に腸内細菌を増やす食物繊維やオリゴ糖をとることです。加えて、自然な便意を感じられるよう、朝は30分早く起きてリラックスタイムを持ちましょう。

免疫力UP 下剤を常用してはいけない

おなかから健康になる!
3カ条

1

過度なきれい好きをあらためる

2

日ごろからチョイ悪菌で腸を鍛えておく

3

できるだけ下剤や下痢止めに頼らない

第6章

他人でなく、自分にとって「いい人」になる習慣

法則66

腸で考えると「自分」が見えてくる

最終章では、あなたが「いい人」をやめて「あるがまま」の人生を歩んでいくための大事な方法を伝授いたしましょう。といっても、方法はとても簡単。ズバリ、「腸で考える習慣を持つ」「腸が喜ぶ食事をする」という二つだけです。

腸は考える臓器であることはお話ししました。「思考」は脳の専門分野だと思っていたら、それは大間違いです。生物史をふりかえれば脳の発生は新しいできごとであり、人間は過度に発達しすぎた脳を十分にコントロールできていない状態にあります。しかし、腸は違います。人の体のすみずみまで知りつくしています。脳は、頑固なのに意志薄弱で、うつろいやすい思考回路をしていますが、腸は心身の健康を向上させるために一途《いちず》に働きます。なぜなら、**腸はあらゆる臓器の〝源〟であり〝母〟**だからです。

たとえば、腸は「おなかがすいたから、ご飯が食べたい」と考えます。あたりまえのことのように思うかもしれませんが、脳は違います。「おなかがすいてなくても、1日3食しっかり食べなきゃ」「12時になったから、ご飯にしよう」と考えます。**腸が体の欲求に忠実**なのに対して、**脳は「～ねばならない」「～しなきゃ」と固定観念に振り回される**のです。あるいは、スイーツを前にしたとき、脳は「目が食べたい」などと理屈をこねて欲望を満たそうとしますが、体が求めていなければ、おなか（腸）はグ～ッと反応しません。

こうした**腸との対話が、心身ともに健康に生きていくためにはとても大事**なのです。

私は、日常のささやかな選択から、人生をかけた選択まで、すべてを腸に問いかけ、相談して答えを出しています。脳で考えるとあれこれ不安に思えることも、腸で思考すると「今、自分に本当に必要なことは何か」がスッキリと見えてきます。「あるがままの自分なんてわからない」と思っている人も、腸に問いかけてみてください。「今、やりたい」と腸が答えることを一つ一つていねいに積み上げていくことが、「あるがまま」の自分を築くことになるのです。

免疫力UP

迷ったら「腸」に相談する

法則67 脳は「他人」を、腸は「自分」を主語で考える

では、腸で考える具体的な方法をお教えしましょう。

通常、人がものを考えるとき、意識も血流も脳に上っています。それらを腹に下ろし、いったん気持ちを落ちつけて、もう一度考えてみるのです。そのときに「腸ちゃん」でも「腸くん」「腸さん」でもよいので、腸に意識を向けて問いかけてみるといいでしょう。

自分自身に不満や不安が生じたとき、脳で思考を続けていると、悩みは際限なく続いていきます。孤独を恐れる脳は、他者に依存しやすく、自分が周囲とうまく調和できる着地点を探そうとするからです。しかし、どんなに悩んだところで、相手の腹の内が見えるわけではありません。**脳内だけで考えていくと、相手の本当の気持ちが見えない分、不安だけが増していく**ことになります。

これに対して**腸は、自分の心身が健康的に生きられる答えを示してくれます**。自分を中心に、自分がどうしたいかを考えさせてくれるのです。「自分のことは、自分がいちばん

よくわかっている」という人がいますが、まさにその通りです。そして腸は、たいした問題でないことには、「まあいいか」とポジティヴな思考へと導いてくれます。

腸と脳の考え方の違いをまとめると、腸は「自分」を主語にして、「実感」「のちのちの体のことまで見すえて」判断するのに対して、脳は「相手」を主語にして、「固定観念」「いっときの欲望」で判断しがちだということです。例をあげてみましょう。

《例》脳「あの人がそっけない態度をとるので、不満を感じた」
　　腸「私はあの人と仲よくなりたいのになれないから不満なのだ。まずは話しかけてみよう」

《例》脳「このスイーツがあんまりおいしそうだから、つい食べてしまった」
　　腸「私が食べたいのではない。脳が自分を満足させたくて、欲しているだけだ」

腸を意識すると、脳と違う考え方が生まれ、しなやかに生きる方法が見えてくるのです。

免疫力UP 腸を主役にする

法則 68 呼吸法を身につければ「いい人」を卒業できる

腸で考える際、腸に意識を下ろしていくのにいちばん手っ取り早いのが呼吸法です。私は、「丹田呼吸法」を毎日実践しています。

丹田には、不老不死の丹薬をつくる「田んぼ」という意味があります。人体でいうと、おへその下あたりの部分です。この内側にはちょうど腸があります。丹田呼吸法は、禅僧が坐禅を組むときなどに行うものです。禅の世界でも、腸は不老不死の要所だと語っているのです。

それでは、丹田呼吸法を実践していきましょう。

①イスなどに軽く座り、背筋をのばし、肩の力を抜く。膝は少し開いてリラックスする。両手は丹田の上に重ねて置く。

②丹田に意識を集中し、息をゆっくりと鼻から吐く(8秒程度)。頭と背は一直線のまま、お辞儀をするような形で上半身を前に倒しながら、息をゆっくりと吐くこと。このとき、丹

田から息を抜いていくイメージで吐いていくとよい。
③丹田の空気が抜けたところで、今度はゆっくりと息を吸いながら（4秒程度）、もとの姿勢に戻す。
④②〜③を数回繰り返す。

いかがでしょうか。丹田呼吸法を毎日続けていくことで、腸に意識を集中させる技が身につきます。すると、腸での思考力が高まります。**何かに迷ったり、悩んだりしたときに、この丹田呼吸法を行って、腸に意識を下ろしてから落ち着いて考えてみる**と、自分が今どうすべきなのかが見えてきます。こうやって腸で考える習慣が身につくと、周囲にとって「いい人」ではなく、自分にとって「いい人」の生き方が身についてきます。

私も、丹田呼吸法を毎日実践しています。起床後、朝陽を浴びながら1セット、仕事中に疲れたら1セット、入浴中に1セット、就寝前に1セットは行っています。

免疫力UP 丹田呼吸法を毎日実践する

法則 69 腸にとって「いい人」は幸福感が高い

腸で考える習慣が身についてくると、体の調子がとてもよくなってきます。腸が体によい選択をしてくれるので、体内の機能が整い、免疫力も高まるからです。それに加えて、明るい気分でいられることが多くなります。実際、腸によい生活を続け、うつ病などの心の病が治っていく人は少なくありません。人の心の状態を築いているのも腸だからです。

私たちが幸福感を感じるとき、脳内ではセロトニンやドーパミンなどの脳内伝達物質が分泌されています。セロトニンは歓喜や快楽を伝える物質で、ドーパミンは気持ちを奮い立たせてやる気を高める物質です。つまり、セロトニンはものごとがうまくいっているときに、ドーパミンは逆境や不遇に立ち向かっているときに脳内にて使われています。

人の幸福感に関与しているこれらの脳内伝達物質は、「幸せ物質」とも呼ばれます。脳内にて幸せ物質が分泌されるには、原料が必要です。実は、**幸せ物質の原料となる前《ぜん》駆《く》体《たい》は、腸でつくられています**。幸せ物質の前駆体の合成に働き、脳へと送り出しているのは、腸内細菌なのです。そのため、腸内細菌が元気ならば幸せ物質の分泌量は増え、そうでないと脳内の分泌量が減り、幸福感が低くなってしまうのです。

では、腸内細菌は幸せ物質をどのようにつくっているのでしょうか。セロトニンやドーパミンの前駆体は、たんぱく質の分解成分である必須アミノ酸をもとに合成されます。必須アミノ酸は、肉や魚、卵、大豆、乳製品などに豊富です。しかし、それらを食べるだけではだめなのです。必須アミノ酸から幸せ物質の前駆体を合成するには、ビタミンCやB_6、葉酸、ナイアシンなどのビタミン類が必要となります。これらのビタミン類をつくっているのが腸内細菌です。人間は自らビタミン類を合成する機能を持ちません。それでもビタミン類を食物から摂取できるのは、腸内細菌のおかげです。だからこそ、腸内細菌叢のバランスや数が乱れていればビタミンの合成力が落ち、幸せ物質を十分に分泌できません。反対に腸内細菌叢が豊かで腸が元気ならば、幸福感に満ちた気持ちで過ごせるのです。

免疫力UP 幸せ物質をつくっている腸内細菌を増やす

法則70

「いい人」の心にも残虐性はある

「あるがまま」の自分に気づいたとき、もう一方で心のバランスをとっていただきたいことがあります。自分の「あるがまま」が、他者に対する「わがまま」になってはならないということです。自分の心で「あるがまま」を認められるようになったように、他者の「あるがまま」も認める気持ちの余裕を持ちましょう。

自分の「あるがまま」も、他者の「あるがまま」も大事にするには、人間は誰しも潜在意識に残酷性を眠らせていると知ることも必要です。自分の中にも人を傷つけてしまう残虐性があることを知らないと、自分の「あるがまま」を正当化して、平気で人を傷つけるような言動をとってしまうからです。

たとえばホタルは美しいから保護し、身の回りの細菌類は気持ち悪いから排除する。こんな日本人は「いい人」ですが、「わがまま」な民族です。日本人がそんな民族となった背景には、人間の残虐性を見つめる教育を怠ってきたことにあると、私は思うのです。

日本の昔話にはとても残酷なものが多く見られます。「カチカチ山」のタヌキは、おばあさんを殺して「ババア汁」にした仕返しに、うさぎに背中を焼かれ、泥舟に乗せられ、沈められてしまいます。西洋の童話にも、インドネシアの民話にも、残酷な話が山ほどあります。ところが、日本の戦後の教育は、残酷なおとぎ話や童話を美しくきれいな話に、すべて改ざんしてしまったのです。

小学校や中学校の修学旅行でも、「きれいな場所」にしか行きません。しかし、**「きれい」の裏側には必ず「きたない」ものがある**のです。うわべだけ「きれい」にして、「きれい」なものばかり見ていると、自分の心にもきたなく残酷な部分があることに気づけなくなります。心の中のきたない部分を認められず、きれいな言葉で言動を正当化して見せるようにもなります。近年、人の命を身勝手に奪うなど、他者の「あるがまま」を破壊する人が多くなりました。自分の残虐性を身勝手に正当化してしまう人が増えているのです。

免疫力UP 「きたない」ものも認めて生きる

法則71

〝手間なし食〟をやめて、「生きる力」を高める

私たち人間は「地球上で生きているものを殺さないと生きていけない存在」です。たとえば私たちは、牛や豚や鶏の肉を食べます。そのために、牛の首をはね、鶏の首をシメる行為が連日行われています。しかし、実際には自分の手を汚すことなく、きれいにパッケージされた精肉を買ってくることができます。そのことが、私たち現代人に自分が他者の命をもらって生きている残酷な存在であることを忘れさせます。同時に自分の生命力を高めるには、生命力のみなぎる野生の命をいただかなければならないことも忘れさせます。

人類の700万年の歴史の中で、生き物でないものをこんなにも食べるようになったのは、わずか40年です。私たちの体にとって、防腐剤や合成着色料などの**食品添加物はものすごい異物**です。こんなものを毎日食べているから、**腸内細菌が死んでしまう**のです。

家畜は、狭い畜舎にぎゅうぎゅう詰めに押し込められ、自ら動く必要もなく、次から次に食べきれないほどのエサを与えられます。そうすることで、早く太って大きくなり、出

荷のサイクルを早くできます。しかし、そうした生活は免疫力を著しく弱めてしまい、豚コレラや鳥インフルエンザなどの大規模な流行を引き起こします。問題はそれだけではありません。狭い畜舎で飼われている動物は生殖能力を失います。どんなに立派な種馬も、狭くてぎゅうぎゅう詰めの畜舎に入れるとすぐに交配ができなくなるのです。ところが、広い草原に出してあげるとすぐに元気を取り戻します。

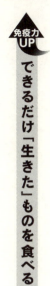

私には、現代日本の暮らしがこの畜舎のように感じられてなりません。「チンして温めるだけ」「フタをあけるだけ」「お湯を注ぐだけ」など、手間なしで食べられる食事は、まるで家畜のエサのようです。現代人は、文明社会という小さな家畜小屋で暮らし、ファストフードやコンビニ食、レトルト食品など、便利で安価で食品添加物たっぷりのエサに飼い慣らされた家畜のようには思えないでしょうか。こう考えれば、日本人が生物としての「生きる力」を失い、ストレスをため込むばかりの状況にあるのも当然だとわかるのです。

法則 72

長生きしたければ、菜食主義より〝たま肉〟主義

私は、ブランドの服を持っていません。車は国産のファミリーカーで、高級車を持ったこともありません。服は身なりをきちんとできればよいし、車は安全に走ればよいと思うからです。「いい人」でないので、消費社会に購買欲をかき立てられることがないのです。

毎日の食事は、和食がメインです。腸の声を聞けば「腹八分目以上食べられちゃうと困るよ」といってくるので、食べ過ぎることもありません。昼食は近所の定食屋がお気に入りで、夜は鍋料理を夏でも食べます。よって、食事にもたくさんのお金はかかりません。

けれども、週2回だけは、鮮度のよい国産肉のステーキを食べます。このときにはお金を気にせず、食べたいと思う肉を食べたいと思う量だけいただきます。このことを贅沢とは思いません。週2回のステーキは、自ら生命力をみなぎらせるための大事な行事だからです。ですから、鮮度がよく、放牧で飼われていたような肉を選んでいます。

肉は、体にとって不可欠な食品です。**「肉は血を汚すので食べてはいけない」**という人

がいますが、これは間違いです。魚や大豆からでもたんぱく質を摂取できますが、**肉を食べていないと人は元気に長生きできない**のです。それが証拠に、100歳を超えても元気な人はみんな肉を食べていますが、菜食主義者で100歳以上生きている人はいません。

なぜ、人の体は肉を欲するのでしょうか。第一に、肉に含まれるコレステロールは、私たちの細胞壁の材料になるからです。良質のコレステロールは丈夫な細胞壁をつくり、がんなどの細胞の病気を起こしにくくします。第二には、動物の肉と人間の肉は組成がよく似ているため、いま体が必要としているアミノ酸（たんぱく質の構成成分）をとても効率よく摂取できます。第三に、コレステロールは性ホルモンの材料となります。男性も女性も、性ホルモンの分泌量が減る60歳以降はとくに、肉が元気の源になります。

ただし、高脂肪食は悪玉菌の大好物であるため、毎日食べるのはよくありません。肉のメリットを得つつ腸内バランスを保つには、週2回のステーキがちょうどよいのです。

免疫力UP たまにはステーキも食べる

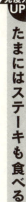

法則 73

免疫力を高めるパワーは植物にあり

自分の生命力を高めるには、鮮度のよい、生きた食べ物をとることが大事です。それには、野菜が最適です。コンビニ食などでおなかを満たす人たちは、「料理は面倒」というでしょう。しかし、野菜は洗って切ればよいだけ。難しくは考えないことです。

私は、**免疫力の向上と肥満解消のために、「食前キャベツ」**をおすすめしています。キャベツを小皿に1杯（約100グラム）、生味噌をつけて、食事の前に食べる健康法です。**キャベツは、ニンニクの次に、免疫力を高める**作用のある野菜です。水溶性と不溶性の食物繊維をバランスよく含んでいます。よく噛んで食べると甘みが出てきて、食事の食べ過ぎを抑えられます。食前キャベツを実践していたら、80キロの体重が70キロまで軽々減ったという人もいるほど、効果の高い健康法です。

コンビニ食に頼っている人が、「今日から料理をがんばろう」と思っても大変ですので、まずはコンビニ弁当に食前キャベツを加えることから始めてみましょう。それだけでも、体調はずいぶんよくなってくるはずです。

野菜は、腸内環境をよくする効果があるうえに、「フィトケミカル」と呼ばれる抗酸化成分も豊富に持っています。活性酸素はがんなどの病気や細胞の老化を引き起こす原因物質です。1万年前の生活からかけ離れた現代の暮らしや、食品添加物などの化学物質にまみれた食品は、活性酸素を体内にて大量発生させる原因になります。フィトケミカルには、活性酸素を無毒化する抗酸化作用があるのです。

フィトケミカルは、野菜の持つ「色み」「香り」「辛み」「苦み」の成分です。たとえば、トマトやニンジンの色み、ニンニクの香り、ネギの辛み、春野菜の苦みなどです。こうした四つの味を強く持つ旬の野菜を食べることが、健康をつくってくれます。

私は夏でも鍋を頻繁に食べます。料理下手な私ですが、鍋なら自分でもつくれます。野菜を適当に切り、だし汁をはった鍋で煮込み、ポン酢をつけて食べればよいのです。

免疫力UP 食前に小皿1杯のキャベツを

法則
74
朝の1杯の味噌汁が腸を元気にする

「いい人」をやめて腸内細菌叢が豊かに育まれてくると、毎日のささやかなできごとを「幸せだなあ」と感じられる余裕が出てきます。毎日、イライラして見過ごしがちになっていた幸福感に気づけるようになるのです。

「楽しい顔で食べれば、皿一つでも宴会だ」といったのは、スペインの詩人プルデンティウスです。私はこの言葉が大好きです。

私にとってもっとも楽しい宴会は、朝、家族とともにいただく1杯の味噌汁です。空腹な腸に、たっぷりの野菜の味がしみ出した温かい味噌汁をズズッと流し入れてあげるとき、私の心はとてもほころびます。腸がホクホクと喜んでいるのもわかります。この瞬間、「幸せだなあ」と感じるのです。

朝食には味噌汁を食べましょう。**味噌汁は腸を元気にする万能食**です。

第一に、**味噌には活性酸素の害を消す働きがあります**。味噌を発酵させる麹菌や酵母菌、乳酸菌などの微生物は、細胞壁にβ-グルカンという強力な抗酸化成分を持っています。β-グルカンもフィトケミカルの一種です。広島の原爆後遺症の調査には、「味噌汁を食べていた人は、後遺症が軽くてすんだ」という報告もあるほどです。味噌の抗酸化作用は、熟成期間が長いほど高いことがわかっています。生きた微生物をたくさん含む味噌を選んで食べるとよいでしょう。

第二に、野菜に含まれるフィトケミカルの多くは、煮ると汁に溶け出してきます。フィトケミカルは、植物の細胞の中と細胞膜に存在しています。ですから、効率よく摂取するには、細胞膜を壊してあげることが大事です。野菜の細胞膜は強いので、包丁で切る程度では壊れませんが、熱を加えると壊れやすくなります。煮汁ごと野菜をたっぷりいただけるみ**そ汁は、フィトケミカルを効率よくとれる最高の料理**なのです。朝は忙しくて余裕がないという人も、味噌汁1杯だけはゆったりとした気持ちで食べるようにしましょう。

免疫力UP

味噌には強力な抗酸化作用がある

法則 75

免疫力を高めるお酒の飲み方がある

昔から「酒と女は2合（号）まで」といいます。飲むのも遊ぶのも「ほどほど」が健康の秘訣であることを表現した言葉です。最近は「責任を負わされるようで重たい」と結婚に前向きになれない、生真面目な男性が多いようですが、昔の人は結婚後も適当に遊ぶことを健康のためと正当化していたのですね。

ここでは「女性」の話はおいておくことにして、「いい人」が自分の健康のために、絶対にやってはいけないことがあります。それは「つきあい酒」です。お酒は、よくも悪くもそのときの感情を高ぶらせる作用があります。「いやだな」「つきあいだからしかたがないよな」と感じながら飲むお酒は、ストレスを増大させてしまうのです。

とくに「つきあい酒」をやってはいけないのは、「ビール1杯だけで顔が赤くなる」という人です。本来が強くない分、ストレスを感じながら飲んでいると、負の部分が強く出やすくなります。こうした人がつきあい酒を繰り返していると、10倍以上の確率で食道がんになるという報告もあります。**お酒は、大好きな人と談笑しながら飲む**ものであり、ストレスを感じながら飲むものではありません。

一方、楽しんで飲む酒は免疫を高めてくれます。「お酒は健康の害になる」と飲酒に罪悪感を覚える人もいるようですが、そんな必要はありません。お酒に強い人も、ビール1杯で赤くなってしまう人も、ビール1本もしくは日本酒1合を飲んだときには、飲酒前よりも免疫力は高まるとデータが出されています。ビール2本までであれば、免疫力は飲酒前とさほどかわらない状態が保たれます。**ほどほどのお酒は免疫力の強化に役立つ**のです。

ただし、ほどほどを超えてしまうと、今度は免疫力が落ちていってしまうことになります。「酒は2合までがよい」というのは本当のことだったのです。

なお、まったく飲めない下戸の人は、飲もうとする行為そのものがストレスになります。決して無理に飲もうとしたり、飲ませようとしたりしてはいけません。

免疫力UP
「つきあい酒」は×、楽しいお酒は免疫力にも◎

法則 76

失敗を他人のせいにできる人は免疫力が高い？

私の知人のそのまた知人に40歳を過ぎてもなかなか結婚できない男がいます。結婚したい気持ちはあるようで、数十万円もの大金を払い、彼は結婚相談所に登録しました。それから一年、彼は何度もお見合いをしたそうですが、結婚には至りません。あるとき、彼はお見合い相手の女性に尋ねられました。

「○○さんは、なぜ結婚相談所に登録されたのですか？」

「『おまえももういい歳なんだから、相談所にでも行って、誰かいい人を捕まえてこい』と親にいわれたもので……」

相手の女性は彼の返答を聞いてカンカンになって帰ってしまったそうです。「捕まえてこい、なんて、私は昆虫採集の虫じゃない！」と怒ってしまったのです。彼は帰宅後、母親に怒鳴り散らしました。

「お母さんが余計なことをいうから、ぼく、またフラれちゃったじゃないか！」

彼は、よい大学を出て、一流企業に勤めるエリートです。イケメンではないようですが、履歴書だけを見れば結婚相手にはよい男です。でも、当分結婚はできないでしょう。彼のような頭でっかちな「いい人」にこそ、腸で考えるトレーニングが必要です。

「自分の失敗を他人のせいにする人は免疫が高くなる」

と、過去に発表された研究があります。失敗を他人のせいにすると、ストレスから解放されるため、免疫が上がります。しかし、それは一時的なものに過ぎません。同じことを繰り返していると、結局は自分自身を苦しめます。**後悔は大きなストレスになる**からです。

しかも、一つひとつの体験を自分の成長につなげられず、他者との信頼関係も失われます。

脳は、ストレスを負うと早く逃れたくて、それを回避する道を身近に探します。そんな浅はかな思考回路では、人は幸せになれません。何か思い通りにならないことがあったときには、腸に一度思考の場所を移して、今何が大事なのか考えることです。

免疫力UP

「わがまま」な人は、結局は免疫力を下げる

法則77

迷ったときは「腸」に立ち返る

もう一度、腸で考える具体的な方法を話しましょう。先ほどの40代男性を例にします。

お見合いの女性に質問されたとき、彼は脳だけで考えて、表面的な回答をして、相手を怒らせてしまいました。では、腸で考えるとどうなるでしょうか。ポイントは、主語を自分にして考えることでしたね。

「ぼくがすてきな女性と出会って、二人で幸せになりたいので、登録したのです」

こう答えられてイヤな思いをする女性はいません。母親に対する言動はどうでしょうか。

「今日はフラれてしまったけれど、ぼくは自分なりに幸せになるためにがんばるから、しばらくは見守っていてください」

こういっておけば、親から「結婚、結婚」とうるさくいわれることもなくなります。

「あるがまま」の自分を生きるということは、主語を自分にして考える習慣を持つということです。主語を自分にして考えると、責任を他人のせいにはできなくなります。そのため、慣れるまでは、脳がストレスを感じて心がざわつくこともあるでしょう。

しかし、「あの人がこういったから」と他者を主語にものごとを考えていると、思考の範囲がせばまり、心が窮屈になって、結果的にはたえずストレスを抱えて生きることになります。また、本当に困った事態に直面したとき、自分で問題に対応する能力が身につかないのです。人のせいにばかりしていて、実行能力や解決能力のない人は、社会に山ほどいます。そんな嫌われやすい「いい人」が、あなたのそばにもいるのではないでしょうか。

一方、腸で考えることに慣れてくると、考え方に柔軟性が出てきて、多少の困難や嫌なできごとに直面しても、笑ってすませるようになれます。

何かに悩んだときには、脳での思考をいったん止めて、腸で考えることです。腸で考えれば、感情に振り回されることもなくなります。そうして、問題解決の糸口は、自分自身の手が握っていることに自信を持ちましょう。

免疫力UP

腸で考えると、おおらかに生きられる

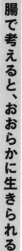

法則78

「いい人」をやめると世界が広がる

「いい人」をやめて、「あるがまま」の自分にしたがって生きていると、他者にすりよらなくても、自分の足で生きられるようになります。そのために、「あるがまま」のあなたと意見のあわない人は、離れていくでしょう。それは、あなたがこれまで自分にとってあまり意義のない人とストレスを抱え込みながらつきあっていた表れです。つまり、離れて正解の人間関係だったのです。

ビジネスの世界では、「人脈こそ命」といいます。自分の免疫力が大事だと思うのならば、そんな言葉に惑わされて、人間関係の構築に一生懸命にならないことです。私は、自分が興味のない場所に「ビジネスチャンスが眠っているかもしれない」と出かけていくことはしません。たくさんの人が集まるパーティなどへ行き、「はじめまして」と名刺交換するのも面倒です。そんなストレスのたまることをしなくても「あるがまま」の自分を生きていると、「あるがまま」の人生を生きている人たちと自然なつながりができてきます。

他人の目を気にせず、本当の気持ちで生きていれば、本物の友情を得ることができます。

一方で、自分が興味のある場所には、臆することなくどんどん出かけていくようにしています。同じような関心を共有している人とは、初対面であっても、ストレスを感じずに意義ある会話をできることが多いからです。そうしたところから、世界観と人脈を広げていくと、「快」の感情にうながされて、免疫力もどんどん上がっていきます。

出かけていく場所は、興味があるのならば、どんなところでもよいでしょう。たとえば、ハイキングやダンス、カラオケなど趣味を活かしたサークルやカルチャーセンターに行けば、同じ趣味を持つ人と出会え、会話が自然と弾むことでしょう。

しかも、異性の友人もでき、ときめきを得ることもできます。「性は生なり」ともいいます。魅力的な異性とコミュニケーションを図ることは、何歳になっても、それだけで生きる力を高めてくれるものです。人間関係は、仕事上の損得だけで見つめないことです。

免疫力UP 本当の気持ちで人とつきあう

法則79 思考を変えるだけで、運命も変わる

さあ、最後の法則になりました。最後に、マハトマ・ガンディーの言葉をお伝えしましょう。

信念が変われば、思考も変わる
思考が変われば、言葉も変わる
言葉が変われば、行動も変わる
行動が変われば、習慣も変わる
習慣が変われば、人格も変わる
人格が変われば、運命も変わる

私たち人間は幸福感を求めて生きる動物です。子どものときには未来に壮大な夢を掲げ、

大人になったら少しでもいい暮らしを求めて懸命に働きます。しかし、**幸せとはその人の思考の中に**あります。プルデンティウスが「楽しい顔で食べれば、皿一つでも宴会だ」といったように、**思考を変えれば味噌汁1杯にも幸せを感じられる**ようになります。

人生をコントロールしているのは、運命ではなく、その人の信念や思考です。そのことをガンディーの言葉は教えてくれているのです。たしかに、人格のすばらしい人とつきあっていると、自分も穏やかになって性格がよくなります。習慣を変えるだけで人格が変わり、幸福感が高まることは、私たちの生活の中でもよく見られる現象です。

今日から「いい人」をやめましょう。「あるがまま」の自分を大切に生きましょう。他者の「あるがまま」も認めましょう。頭でっかちで考えず、腹でも考えるようにしましょう。そうやって今を大事に生きていれば、未来は変わります。健康な心と体も、幸福な運命も、今この瞬間の自分に幸せを感じながら生きることで築かれるものなのです。

免疫力UP 「いい人」をやめれば、健康も幸運もついてくる

自分にとって「いい人」になる!
3カ条

1
腸で考える習慣を持つ

2
「生きた」食べ物をとる

3
気持ちがいい人とつきあう

おわりに

数年前、私は『バカな研究を嗤うな　寄生虫博士の90%おかしな人生力』（技術評論社）という本を書きました。私は人にバカにされることの多い研究人生を歩んできました。「寄生虫博士」。そんなあだ名もつけられました。「古来より人間の腸に棲みついてきた寄生虫が、人のアレルギーを防いできた」という寄生虫抑制説は、20年もの間、日の目を見ませんでした。そこでこの説の正しさを証明するために、寄生虫の一種であるサナダムシを5代にわたって、15年間自らの腸の中で飼い続けていたら、気づけば「寄生虫博士」の名で呼ばれるようになっていました。

思い起こせば、私はいつも医学のタブーに挑戦してきたのだと思います。医者が少ない時代にせっかく医者になったというのに、寄生虫や腸内細菌の研究者となり、世界中のウンコを集めて回る旅を続けてきました。発展途上国を中心に60カ国は回ったでしょうか。

その間、感染症にかかって命の危険を感じることもありましたし、強盗に狙われて身の危険を感じたこともありました。

私はいつしか「医療界の変人」としてあつかわれるようになりました。タブーに挑戦する研究姿勢のために、医学部の倫理委員会を開かれ、査問委員会で被告席に座ったことは何度もあります。

日本人の行きすぎた超清潔ブームに警鐘を鳴らすと、医療界を飛び越えて、抗菌・除菌を売り物にしているメーカーからバッシングを受けるようになりました。

防腐剤をはじめとする食品添加物が腸内細菌の成長を妨げていることに言及すると、食品業界からは目の敵にされるようになりました。

それでも私は今日も笑って研究を行っています。好奇心のおもむくままに研究に勤《いそ》しみ、大事なことをわかりやすい言葉でおもしろく伝えて、みなさんの人生に役立てていただくことが、私の「あるがまま」だと思うからです。

バッシングされても、嫌われても、タブー視されても、笑われても、私は自分の研究を続けます。大多数の意見に流され、生き方を変えてしまったら、それは私ではなくなってしまうでしょう。

だから、私は人にバカにされ、笑われることを怖いとは思っていません。むしろ、他者の「あるがまま」を笑い、批判する人たちを見ると、「いい人なんだろうけど、わがままだなあ」と思います。

この「いい人」というのは、自分の「あるがまま」を大切に生きることよりも、集団の輪にいることに安心感を覚え、自分に火の粉の降りかからない安全な場所から一つの対象を批判する人たちのことでしょう。自分の人生、今この瞬間を大切に生きないことほど、バカで愚かなことはないと思うのです。

流されてくる情報に疑問を感じず、自ら吟味することもなく、信じてしまうのも「いい人」のなせる業です。視聴率や販売部数など、数字に左右されるメディアは、大衆が関心を向けることならば、小さなことをさも重大なことのように取り上げ、重箱の隅をつつくように情報を集めて飾り立て、不安をあおることをします。つまり、すべてが正しいとはいいがたく、それを信じたがゆえに人を不幸にしてしまうことも往々にしてあるのです。そのよい例が、身の回りの細菌をバイキン扱いして、一掃してしまおうとする、あやまった「超清潔志向」でしょう。

『「ニッポン社会」入門　英国人記者の抱腹レポート』という本を書いたコリン・ジョイスさんは、著書の中でおもしろい例を出しています。

英語では侮辱を表わす言葉に「ｄｉｒｔｙ（汚い）」というものがあります。たとえば、ある社会は別の社会を脅威だと感じるとき、しばしばその社会を「汚い」と評するのだそうです。

第二次世界大戦中、アメリカは、日本人にはこうした非難の言葉を向けることができないので、次善の策を考え出しました。彼らは日本人を「病的なまでに清潔だ」と見なしたのです。

「いい人」が9割の日本人は、この言葉を侮辱としてではなく、賛辞の言葉だと思って受け取ってしまいました。結果、超清潔志向が日本で支持されてきたのです。

そろそろこのへんで日本人は、度が過ぎる「いい人」をやめて「悪いやつ」の生き方を学ぶべきだと思います。生き方もバランスが大切です。「いい人」を疑って「悪いやつ」のいい加減さを学ぶことは、人生のバランスを調整することにもつながるでしょう。

最後になりましたが、この本の編集に携わってくださった高田幸絵さん、鈴木五郎さん、中野和彦編集長へ、心より御礼を申し上げます。

青春新書
INTELLIGENCE

こころ涌き立つ「知」の冒険

いまを生きる

"青春新書"は昭和三一年に——若い日に常にあなたの心の友として、その糧となり実になる多様な知恵が、生きる指標として勇気と力になり、すぐに役立つ——をモットーに創刊された。

そして昭和三八年、新しい時代の気運の中で、新書"プレイブックス"にその役目のバトンを渡した。「人生を自由自在に活動《プレイ》する」のキャッチコピーのもと——すべてのうっ積を吹きとばし、自由闊達な活動力を培養し、勇気と自信を生み出す最も楽しいシリーズ——となった。

いまや、私たちはバブル経済崩壊後の混沌とした価値観のただ中にいる。その価値観は常に未曾有の変貌を見せ、社会は少子高齢化し、地球規模の環境問題等は解決の兆しを見せない。私たちはあらゆる不安と懐疑に対峙している。

本シリーズ"青春新書インテリジェンス"はまさに、この時代の欲求によってプレイブックスから分化・刊行された。それは即ち、「心の中に自らの青春の輝きを失わない旺盛な知力、活力への欲求」に他ならない。応えるべきキャッチコピーは「こころ涌き立つ"知"の冒険」である。

予測のつかない時代にあって、一人ひとりの足元を照らし出すシリーズでありたいと願う。青春出版社は本年創業五〇周年を迎えた。これはひとえに長年に亘る多くの読者の熱いご支持の賜物である。社員一同深く感謝し、より一層世の中に希望と勇気の明るい光を放つ書籍を出版すべく、鋭意志するものである。

平成一七年

刊行者 小澤源太郎

著者紹介
藤田紘一郎〈ふじた　こういちろう〉
1939年、旧満州生まれ。東京医科歯科大学卒。東京大学大学院医学系研究科修了。医学博士。金沢医科大学教授、長崎大学教授、東京医科歯科大学大学院教授を経て、現在、東京医科歯科大学名誉教授。専門は寄生虫学と熱帯医学、感染免疫学。83年に寄生虫体内のアレルゲン発見で日本寄生虫学会小泉賞を、2000年にはヒトATLウイルス伝染経路などの研究で日本文化振興会社会文化功労賞および国際文化栄誉賞を受賞。主な著書に『腸内革命』(海竜社)、『50歳からは炭水化物をやめなさい』(大和書房)、『腸をダメにする習慣、鍛える習慣』(ワニブックスPLUS新書)などがある。

「いい人《ひと》」をやめるだけで
免疫力《めんえきりょく》が上《あ》がる！

青春新書
INTELLIGENCE

2015年２月15日　第１刷

著者　藤《ふじ》田《た》紘《こう》一《いち》郎《ろう》

発行者　小澤源太郎

責任編集　株式会社プライム涌光
電話　編集部　03(3203)2850

発行所　東京都新宿区若松町12番１号 〒162-0056　株式会社青春出版社
電話　営業部　03(3207)1916　振替番号　00190-7-98602

印刷・中央精版印刷　製本・ナショナル製本

ISBN978-4-413-04444-8

こころ涌き立つ「知」の冒険！

青春新書
INTELLIGENCE

パワーナップの大効果！ 脳と体の疲れをとる仮眠術	西多昌規	PI・434
頭がいい人の「考えをまとめる力」とは！ 話は8割捨てるとうまく伝わる	樋口裕一	PI・435
高血圧の9割は「脚」で下がる！	石原結實	PI・436
「志」が人と時代を動かす！ 吉田松陰の人間山脈	中江克己	PI・437
月900円！からのiPhone活用術	武井一巳	PI・438
実家の片付け、介護、相続… 親とモメない話し方	保坂 隆	PI・439
いまを生き抜く極意 「ズルさ」のすすめ	佐藤 優	PI・440
アルツハイマーは脳の糖尿病だった	森下竜一 桐山秀樹	PI・441
英会話 その単語じゃ人は動いてくれません	デイビッド・セイン	PI・442
名画とあらすじでわかる！ 英雄とワルの世界史	祝田秀全［監修］	PI・443
「いい人」をやめるだけで免疫力が上がる！	藤田紘一郎	PI・444
まわりを不愉快にして平気な人	樺 旦純	PI・445
なぜ、あの人が話すと意見が通るのか	木山泰嗣	PI・446

※以下続刊

お願い ページわりの関係からここでは一部の既刊本しか掲載してありません。折り込みの出版案内もご参考にご覧ください。